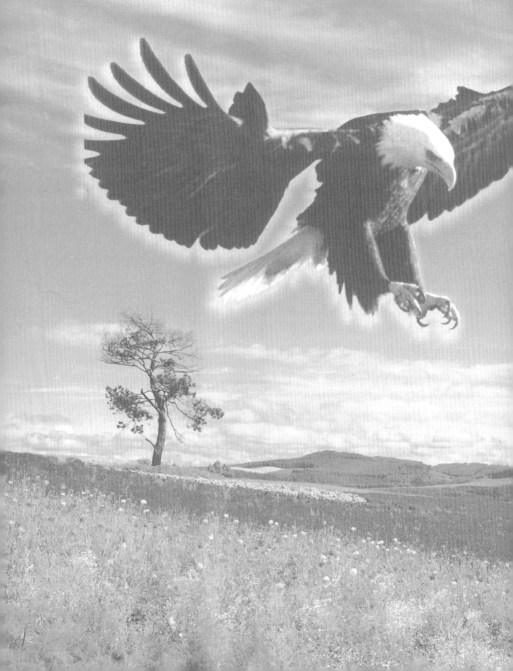

大展好書　好書大展
品嘗好書　冠群可期

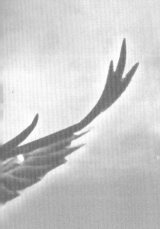

大展好書　好書大展
品嘗好書　冠群可期

休閒保健叢書 24

快速望診斷健康

（10分鐘望診知健康）

（附VCD）

周幸來　姜子成　孫冰　主編

品冠文化出版社

主編單位	浙江省江山市幸來特色醫學研究所			
主　編	周幸來	姜子成	孫　冰	
副主編	周　舉	周　績	白　婧	姜史芳
	周幸秋			
編著者	周幸來	姜子成	孫　冰	周　舉
	周　績	白　婧	姜史芳	周幸秋
	鄭德巨	周仁忠	徐鳳姿	雷泳生
	周登雲	周水冰	周迅雷	周水根
	毛永波	范漢傑	周飛鵬	周飛鳳
	周一鵬	周一鳳	周友明	陳寶興
	毛光誼	凌作敏	凌巧敏	鄒東山
	鄒仙芬	陳明興	毛　飛	毛光建
	范小民	祝新飛	周　拔	周　超
	周　峰	周飛翔	周　偉	周新民
	孫磊磊	祝新宇	毛建國	潘琪美
	姜小霞	祝聯飛	徐朝洪	周林鵑
	周閩鶯	陳聲興	汪偉萍	姜一鳴
	李念閩	黃　琪	王　瑩	潘飛虎
	祝勝光	吳翔飛	王赤成	
攝　圖	周幸來	劉立克	林　玉	劉　實
	張　宏			
光碟製作	劉立克	劉美思		

主編簡介

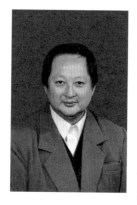

　　周幸來，男，漢族，浙江省江山市人，1951 年生，主治中醫師，潛心研究醫道 40 年，勤求古訓，弘揚創新，自成體系。現爲中華中醫藥學會會員，浙江省特色療法協作網成員，浙江省江山市中醫學會理事，浙江省江山市腫瘤康復協會理事，浙江省江山市幸來特色醫學研究所所長、理事長。

　　曾獲科學技術進步獎 3 項、政府科研經費資助項目 2 項。2005 年 11 月，在全國農村基層優秀中醫成才規律及臨床經驗總結與推廣工作中，被國家中醫藥管理局會同各級衛生主管部門審評爲「全國基層農村優秀中醫」。臨床擅長運用中醫辨證論治及特色診療技術治療疑難頑症雜症，每起沉痾，效驗甚豐。其優秀業績先後被《江山市衛生志》、《衢州市衛生志》等志書收載。

　　先後由人民衛生出版社、人民軍醫出版社、金盾出版社、軍事醫學科學出版社、廣西科學技術出版社、遼寧科學技術出版社和湖南科學技術出版社出版

了《中西醫臨床注射療法》、《常見疑難病中醫特色療法》、《中國民間診病奇術》、《呼吸科疑難病症特色療法》、《心血管科疑難病症特色療法》、《男科疑難病症特色療法》、《家庭實用刮痧療法》、《手診手療與手部保健按摩療法》、《全息望診圖譜》、《望耳診病與耳穴治療圖解》、《望耳診病掛圖》、《身體的疾病信號——有病早知道、早治療》、《望甲診病圖解》、《舌診快速入門》、《中醫望診彩色圖譜》、《電針療法大全》等19部學術專著，計字數800餘萬，圖片資料3600餘幅。發表醫學論文30多篇。《現代疑難病症中醫辨治與特色治療精粹叢書》和《速學中醫巧治病叢書》各一套計30多個分冊，也正在編撰、出版之中。

前　言

　　中醫認爲：「有諸內者，必形於外。」這就是說，內在的臟腑病理變化，可以由外在體表變化徵象惟肖惟妙地表現出來。構成生命的每個臟器，時時刻刻都在不停地運行著、變化著，一旦發生疾病就會由各種體表徵兆表現出來，如果能夠及早掌握這些疾病所發出的早期資訊，就能提早預防和治療這些疾病，以保證身體正常、健康。

　　本書介紹了一套中醫快速望診方法，可以在幾分鐘內作出診斷。全書共分18章，前8章爲望診基礎知識，介紹了舌、耳、甲、頭、眼等分部望診方法。後10章介紹了人體各系統常見疾病的快速望診方法。配合動態光碟，光碟中介紹了大量的望診圖片，可使讀者在輕鬆的環境中學習中醫望診知識。

　　在本書編寫過程中，我們參閱了大量前賢及同輩們的多種望診專著，拜訪了多位民間醫生和醫僧，領悟了許多學術眞諦和獨到經驗，受益匪淺。對其創新意識、卓有成效的努力、富有成果的勞動，表示崇高的敬意。對遼寧科學技術出版社醫學圖書中心編審壽

亞荷老師幫助策劃選題、指導編撰表示衷心的謝忱！由
於我們水準有限，複加時間倉促，書中謬誤之處定然
不少，敬請讀者指出、斧正。

　　　　　　　　　　　　　　　　　周幸來

目　錄

第一章　舌部望診

一、舌診方法

(一)望舌最佳時間

　　望舌時，應選擇最佳的時間，一般是在空腹、靜臥、情緒安靜的狀態下進行，以早晨最好，此時機體處於安靜狀態，陰陽之氣相對平衡，經絡營運的氣血經氣調和而均勻，飲食未進，口腔內未因飲食的咀嚼影響而發生改變，此時間段望舌，較能確切地瞭解機體內生理、病理方面的變化情況。

(二)體位與姿勢

　　望舌時，望者姿勢可略高於被望者，以便於俯視口舌部位。被望者一般取正坐位，病情嚴重者，可取半坐位、仰臥位或側臥位，將頭部擺正，面朝向自然光線的投線方向，頭略抬起，使口舌部明亮，以便於觀察。

　　觀察舌體、舌苔時，要求被望者自然將舌伸出口外，舌體放鬆，舌面平展，不可捲縮，舌尖略微向下，儘量張

口，以使舌體充分暴露。切勿伸舌過分用力或伸舌時間過長，以免影響舌體的血液循環而引起舌色的改變。

觀察舌脈時，囑被望者儘量張口，將舌體向上腭方向翹起約成 45°角，舌尖可輕抵上腭，舌體保持自然鬆弛，使舌下絡脈自然顯露。舌體切勿用力太過，以免影響氣血的運行。

(三)望舌順序及注意事項

舌診時，應按先觀察舌體，再觀察舌苔的順序進行，望舌苔時，從觀察舌尖舌苔開始，再觀察舌中、舌側，然後觀察舌根。

舌診時，應注意下面幾點情況：

1. 光　　線

望舌應以白天柔和、充足的自然光線為佳，要使自然光線直接投射至舌面上，還要避免有色門窗、牆壁、彩色的燈泡等物品的反光干擾等。

2. 食物或藥物

飲食常會改變舌苔的形色。如厚苔在飲食時，經食物反覆摩擦，可變成薄苔；舌乾少津者，飲水後可暫時變得濕潤起來。

另外，辛熱食物的高溫與刺激，致使舌的毛細血管血流加速，血管充盈，可使淡紅舌變成鮮紅舌，或紅舌轉變成絳舌；相反，冷食冷飲，可使血管收縮，血流減慢，使紅舌轉變成淡紅舌或淡紫舌；較多進食甜膩食物時，可使舌苔變厚；進食帶有顏色的食物會使舌苔變色；服用鎮靜劑時，可使舌苔變得厚膩起來；長期使用抗生素時，可出

現黑膩苔或黴腐苔；當臨床應用腎上腺皮質激素、甲狀腺激素時，可使舌質變得較紅；當抗癌化療時，可使舌苔減少或較乾燥。

3. 生活習慣與嗜好

無刷牙習慣的人，多有口臭，且易出現黃膩苔；有刮舌習慣的人，常使厚苔變薄；習慣於張口呼吸的人，舌質大多乾燥無津液；喝茶無節制的人，舌多濕潤；長期吸菸的人，舌苔多呈灰黑色改變；偏愛吃辣的人，舌質多呈紅色改變。

4. 季節與時間

四季的變換、晝夜的交替等皆可使舌象有所改變。夏季暑濕較盛，易使舌苔變厚，易出現淡黃色改變；秋季乾燥少雨，燥邪當令，舌苔多薄而乾澀；冬季氣候寒冷，舌常呈濕潤改變。

早晨剛起床時，舌苔略厚；白天進食以後，舌苔變薄；晨起時舌色暗滯略紫，活動後舌象恢復紅活有神，過度活動後，則舌象正紅。另外，味覺的敏感程度方面，晚上要比早晨敏銳一些。

5. 口腔因素

當牙齒殘缺不全時，可使同側舌苔變厚；裝有假牙時，可因磨損的緣故，而見舌面光滑或中心極為薄弱；鑲牙時，可使舌邊留下齒痕；張口的人，可使舌苔變乾等。上述異常舌象變化，皆不能作為病理徵兆對待，應注意鑒別，避免誤診。

二、舌面望診

(一)舌質所反映的身體健康狀況

舌質又稱「舌體」，是舌的肌肉絡脈組織（包括血管、神經等組織）。望舌質主要觀察舌神、舌色、舌形、舌態4個方面的改變，以候臟腑之虛實，氣血之盛衰。

無論舌質如何改變，不外乎於神、色、形、態4個方面改變的排列組合。

1. 舌神所反映的健康狀況

舌神是整個生命活動現象的主宰，主要表現在舌質的榮枯和靈動等方面。榮者，就是潤澤的意思，提示有生氣、有光彩。枯者，就是枯晦的意思，提示無生氣，無光彩。臨床上凡是舌色紅活明潤的，無論出現何種苔色，多屬病情輕淺的表現，其預後良好；若其舌毫無血色枯晦暗淡的，不拘有苔或無苔，全無神氣者，其病多屬危重，預後兇險。

2. 舌色所反映的健康狀況

舌色是指舌質的顏色。一般可分淡白、淡紅、紅、絳、紫、藍、青等諸種，其實質可分為兩大類：淡紅、紅、絳，是紅色由淺淡至深濃的幾個不同檔次；而紫、淡紫、藍、青，是紅色成分逐漸減少、青色成分逐漸增多的幾個不同檔次。正常之舌色，多呈淡紅狀，這是由於舌為一肌性器官的緣故。胞漿內含肌紅素（肌紅蛋白）。肌間結締組織內含大量的毛細血管，血運相當豐富，其血色透

過白色透明的舌黏膜面而呈淡紅色。當有病時，血液成分或濃度便有所改變，或舌黏膜上皮出現增生肥厚或萎縮變薄，舌的色澤便發生改變。因此，除淡紅色為正常的舌色外，其餘都是主病之色。

3. 舌形所反映的健康狀況

舌形，是指舌體的形狀。觀望舌形是指觀察舌體形狀的異常變化以診察疾病的技術方法。

異常舌形包括舌的嬌嫩、蒼老、腫脹、胖大、瘦薄、裂紋、齒痕、光滑、點刺、瘀點及瘀斑等。

4. 舌態所反映的健康狀況

舌態，即舌體運動時的狀態表現。舌體活動靈捷，伸縮自如的，屬正常舌態，提示氣血充足，經脈通調，臟腑功能旺盛。常見的病理性舌態可有舌體痿軟、強硬、喎斜、顫動、吐弄與短縮等。

(二)舌苔所反映的健康狀況

舌苔是指散佈在舌面上的一層苔狀物。正常人的舌苔一般色白而均勻，乾濕適中，舌面的中部與根部稍為厚胖，其餘部位則較為薄削，是由於脾胃之氣上薰凝集而成，是消化功能狀況、胃氣盛衰的重要標誌。病理變化的舌苔，因有胃氣強弱與病邪性質的不同，或夾有飲食積滯之濁氣，或係邪氣上升而致，故其表現各不相同。

望舌苔主要是觀察苔質與苔色兩個方面的具體變化，以瞭解疾病的性質、病位的深淺和邪正消長的情況。無論舌苔如何發生變化，不外乎於苔質、苔色這兩個方面變化的排列組合。

1. 苔質所反映的健康狀況

苔質是指舌苔質地、形態。望苔質主要是觀察舌苔的厚薄、潤燥、腐膩、剝落、偏全、真假等性狀的變化。

2. 苔色所反映的健康狀況

苔色是指舌苔的不同顏色。望苔色主要是觀察苔色的具體變化。苔色的變化主要有白、黃、灰、黑4種。

二、舌脈望診

舌脈是指舌下絡脈、細絡，即舌系帶左右兩側的舌深靜脈（圖1-1）。正常的舌下絡脈隱現於舌底，脈色淡紫，脈形柔軟，絕不粗脹，無彎曲緊束之狀，也無分支和瘀點。正常的舌下細小絡脈脈色淡紅，呈網狀分佈，因其表面有黏膜遮蓋，故不甚清晰。

望舌脈，是從舌腹面觀察舌下絡脈、細絡的變化，其中包括榮枯、色澤、形態等，以瞭解機體的盛衰、病邪的性質、病位的深淺、病勢的進退的一種診病方法，與傳統的從舌背觀察舌體、舌苔的舌診內容相輔相成。

舌脈短而細，色淡紅，周圍小絡脈不明顯，舌色和舌下黏膜色偏淡的，多見於氣血不足，絡脈不充。舌脈粗脹，最粗端的管徑大於2.7毫米或其長度超過舌下肉阜至舌尖的3 / 5，或舌脈呈青紫、紫紅、絳紫、紫黑色，

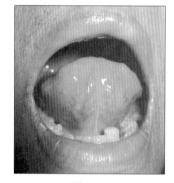

圖1-1

或舌下細小絡脈呈暗紅色或紫紅色網狀，顯露於舌下（稱為瘀血絲），或舌脈曲張如紫色珠子般大小不等的結節等改變，都屬血瘀之徵。

根據其色青紫、淡紫、紫紅，分別確認瘀血屬氣滯、寒凝、氣虛還是熱壅。其舌脈顏色青紫，其形粗長或怒張的，說明氣滯血瘀，或痰瘀互結；其色淡紫，其形粗大或怒張的，說明寒邪凝滯或氣虛血瘀；其色紫紅，其形怒張的，說明熱壅血滯。總之，其形成原因可有不同，需結合其他症狀進行分析。

觀望舌脈變化是根據氣血津液盈虧瘀暢的敏感性指徵。以慢性肺源性心臟病（肺心病）、腫瘤、再生障礙性貧血（再障）3個病種為例加以說明。

肺心病的舌脈特點是：主絡飽滿，隆起變粗，呈柱狀彎曲；支絡呈彌漫性曲張，出現廣泛性瘀點。

腫瘤的舌脈特點是：主絡呈粗枝狀隆起；支絡呈局限性曲張，瘀點亦較為局限。兩者舌脈雖各不同，但舌脈顏色則皆呈青紫或紫黑色，反映的皆是氣血瘀滯的病理實質。

再障的舌脈特點是：主絡、支絡均呈凹陷狀變短，色澤淺淡，反映的是氣血虧虛的病理性實質。這其中支絡的變化較主絡尤為明顯而迅速。

觀望舌脈的要點概括起來是：寒證舌脈色青緊束；熱證舌脈紫黑粗張；虛證舌脈淺淡而短；實證舌脈色深而長。

第二章　耳部望診

一、耳穴定位

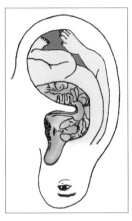

圖 2-1

　　耳穴定位充分體現了耳與臟腑、身形的對應關係，是耳部望診的重要基礎。耳穴的定位有其明顯的規律性。整個耳廓就好比一個在子宮內倒置的胎兒，其頭在下，腳在上（圖2-1）。

　　一般來說，耳垂、耳屏和對耳屏代表人的頭面部，耳舟代表上肢，對耳輪代表軀幹，對耳輪上、下腳代表下肢和臀部，三角窩代表盆腔，耳甲艇代表腹腔，耳甲腔代表胸腔，耳輪腳代表橫膈，耳輪前部代表泌尿生殖三角區。故與頭面部相應的耳穴分佈在耳垂、耳屏、對耳屏；與上肢相應的耳穴分佈在耳舟；與軀幹和下肢相應的耳穴分佈在對耳輪；與內臟相應的耳穴分佈在耳甲艇、耳甲腔和三角窩，其中心、肺臟位於耳甲腔內，消

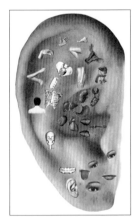

圖 2-2

化道圍繞著耳輪腳分佈，泌尿系臟器和肝、膽位於耳甲艇，內生殖器位於三角窩（圖 2–2，圖 2–3）。

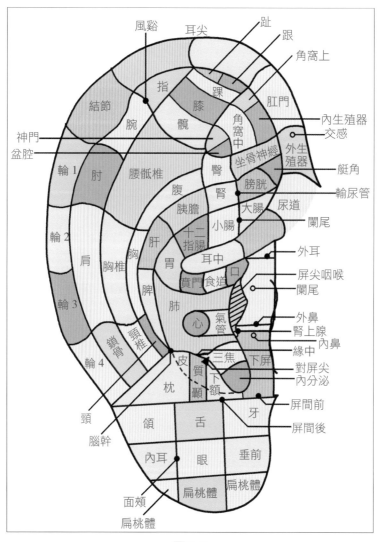

圖 2–3

二、耳診方法

(一)耳部望診的步驟

1. 兩眼平視,用拇指和食指輕輕捏拿被望者耳廓,由內向外、自上而下順著耳廓的表面解剖部位,仔細尋找「陽性反應物」。

2. 發現可疑陽性反應物存在的耳穴後,用食指或中指頂住該部,然後借助拇指的力量對其上提、下拉、外展,由緊而鬆,由鬆而緊,仔細辨認陽性反應物的性質與部位。雙耳應進行對照觀察。

3. 若發現皮下或皮內有可疑結節、條索狀隆起等病理反應時,可用拇指、食指捻揉或用力作前、後、左、右觸診,辨認其大小、硬度,可移動否,邊緣整齊否,有無壓痛等。

4. 觀察三角窩、耳甲艇部位時,應借助中指頂起耳廓,並用探棒撥開耳輪腳或對耳輪下腳及耳輪,以充分暴露望診部位。

(二)注意事項

1. 注意光線的選擇,一般宜在自然光線下進行。在光線昏暗處可用手電筒對著耳廓背面透照視診。

2. 耳廓望診前不要擦洗,以免因摩擦而使其顏色改變,或將陽性反應物擦除。如耳廓凹陷部位不乾淨時,可用消毒乾棉球或棉籤輕輕地順著一個方面擦淨,待數分鐘

後再予望診。

3. 注意使被望者處於安靜狀態。剛運動後或情緒激動時，耳廓往往較紅，可直接影響望診的結果。

4. 注意不同年齡、性別、時令耳廓顏色的差異。一般來說，其年齡越小，耳廓就越柔潤光滑，且耳背靜脈可隱約顯現；女性耳廓較男性白嫩；四季溫濕度的變化亦會影響耳廓的顏色改變，一般夏季多紅，冬季多白。

5. 注意分辨正常現象和異常病理變化。健康人的耳廓上也可出現色素沉著、痤瘡結節、小膿疱、凍瘡疤痕或外傷疤痕及軟骨膜炎癒合後的畸形疤痕等假象。若分辨不清時，可透過與對側耳廓相比較、詢問病史及按壓觀察疼痛情況來決定。一般病理陽性反應物多雙耳呈對稱性出現，壓之疼痛。

6. 注意耳廓血管的正常分佈規律及生理性表現。婦女月經期間及經期前後，三角窩可出現淡紅反應或血管隱現。

7. 注意運用中醫學五行學說和藏象學說來理解和解釋陽性反應。如肺有病，除在耳部肺穴區出現反應外，還可根據「肺與大腸相表裏」的理論，在大腸穴區見及陽性反應。

三、耳廓病理表現

1. 望形態

耳廓的大小、厚薄，與先天腎氣的強弱有密切的聯

繫。經研究發現：兩側腎未發育的嬰兒，耳廓呈低位狀態、前傾，軟骨發育不良；先天性多發性骨發育障礙病，除表現出反應遲鈍、表情呆板外，還具有耳廓上緣位置低於目睛水平以下等特徵。

上述研究結果不僅與中醫學中「腎主骨，開竅於耳」的理論保持一致外，也充分說明暸望耳的形態來診斷疾病的可行性和可靠性。

就一般來說，耳厚大而潤澤者為先天腎氣充盛，耳薄小而乾枯者，為先天腎氣不足。耳部脈絡，成年人宜隱而不顯；若為小兒，則耳背脈絡可略微顯現，但無充盈、擴張等表現。

在病理情況下，耳廓可出現萎縮、腫脹、糜爛、粗糙、青筋顯露等變化。

2. 望耳廓色澤

耳廓的顏色應與整個面部的顏色相一致。健康人的耳廓顏色微黃而紅潤，是謂「得神」表現；不健康人的表現則枯燥而無潤澤，是謂「失神」表現。

3. 耳部常見病理反應類型及性質

（1）變　色

①紅色反應：有淡紅（紅暈）、鮮紅、暗紅之分，形狀可呈片狀、條線狀、中間紅周圍白、中間白周圍紅，界限清或不清。紅色反應常見於發熱、炎症性病變和急性病變。其中的淡紅和暗紅色多見於疾病的恢復期或病史較長和慢性疾病；淡紅色還可見於病變的早期，症狀輕微者；

紅白相間提示慢性病急性發作；鮮紅色除可見於急性病變外，還可見於出血性病變。

②灰色反應：有淡灰、暗灰、灰褐色之分。多呈片狀或伴有結節隆起。若單純淡灰或灰褐色，提示陳舊性疾病或功能不足性慢性病變；若在耳輪後上部伴壓之褪色和耳穴部結節隆起，則多提示惡性病變。

（2）變　形

①皺褶反應：呈條線狀、蚯蚓狀、半圓狀、圓圈狀、梅花狀等。揭示功能性或器質性病變。常見於心律不整、失眠、眩暈、冠心病、萎縮性胃炎等。若耳穴表面皮膚鬆弛，壓之皺褶呈水波放射狀，提示該相應臟器功能不足。

②隆起反應：呈片狀、條索狀、結節狀等，其小如芝麻，大如黃豆般，凸出於皮膚表面。若3個結節狀硬結連在一起為串珠狀，提示罹患慢性病變，並以慢性器質性病變為主。常見於內臟腫大、內臟下垂、慢性炎症、骨質增生、腫瘤等病變。

③凹陷反應：呈點狀、條狀、穴狀等。提示陳舊性病變、慢性器質性病變、先天性病變等。常見於慢性萎縮性胃炎、肺結核空洞、先天性房室間隔缺損、先天憩室等，亦可見於手術摘除術後疤痕的痕跡反應。

④耳廓背面呈陷窩狀或皺襞狀，如用指甲壓痕呈微小畸形，提示為先天性神經功能發育不良，易罹患精神分裂症。

（3）丘　疹

有白色丘疹、紅色丘疹、水疱樣丘疹和黯灰色丘疹（形似雞皮疙瘩樣）之分，高出於周圍皮膚。

①白色丘疹多見於慢性器質性疾病，如肺結核、各種結石等。

②紅色丘疹常見於急性炎症性病變，如急性腸炎等。

③水疱樣丘疹及暗灰色丘疹多見於慢性功能性或器質性病變，如慢性咽喉炎、多夢、月經不調、心臟神經束支傳導阻滯等。

（4）血管改變

血管過度充盈或擴張，呈條段狀、弧狀、網狀、海星狀或鼓槌狀等。提示急性炎症、慢性痛證、血液循環受阻。為血管緊張性頭痛、腰痛、心血管病、腦血管病、急性咽喉炎、急性胃炎、支氣管擴張等。

（5）脫　屑

呈糠皮樣或鱗片狀脫皮，不易擦去。提示功能不全及內分泌功能紊亂。常見於吸收功能低下、皮膚病、便秘、帶下症、圍絕經期綜合徵等。

第三章　指甲望診

一、甲診方法

望甲診病方法，與中醫的望、聞、問、切「四診」和其他檢測診斷方法及儀器設備檢查或化驗室檢查等手段來獲取診斷依據的性質是同樣的。一般來說，只要指甲正常，指端微循環狀態良好，檢查時光線充足，正確掌握甲診的診斷要領，那麼其診斷結論與其他檢查手段的診斷結果大多是保持一致的。

當然，望甲診病時，也常會因各種原因而感到「看不準」、「吃」不透，難於判定診斷結果。這時，就必須注意與有關的臨床症狀、體徵以及其他診法，如舌診、脈診、耳診等相互配合。必要時，也需應用現代實驗室病理檢查的方法驗證其診斷結論。甲診只能是為臨床提供（或增加）一種檢查診斷的方法，而不能取代其他的有關診斷方法。

望甲診病時，必須要有良好的光線，檢查過程溫度要適當，被望者坐於望者的對側，按順序認真觀察各個指甲，有異常資訊的指甲必須作重點檢查。目前應用最多的基本手法有直觀法、壓觀法和透照法等。

1. 直觀法（直視法）

直接用眼睛觀視被望者的指甲形態、顏色、光澤、質地、氣血狀態、生長發育等一系列情況。檢查時，一般先左手，後右手，從拇指到小指逐個由上而下，由內而外地全面診察。

2. 切壓法

望者以其左手拇指的指甲垂直按壓被望者指甲的甲體，認真觀察甲床各個部位的改變，分別作出判斷。

3. 扭轉壓觀法

望者以其左手拇指和食指分別扭轉被望者手指的指腹與扭轉輕壓指甲的各個部位，重點進行比較，以正確識別不同的差異情況。包括捏法、捩法、推法、擠法、掀法等。

4. 透照法

採用強光透照指端，觀察甲質、甲床的不同顏色改變，從而得知末梢微循環的血運狀態。

二、甲診各部位名稱

望甲診病前必須充分認識指甲，瞭解指甲。《黃帝內經》認為「甲為筋之餘」，「諸筋者，皆屬於節」。指甲來自於胚胎時期的外胚層，是皮膚角化附屬器官之一，由角化上皮細胞所組成。指甲位於十指末端的背側，長約占第3指骨的一半，是指端的組成部分。

(一)正常指甲的組織結構

正常指甲最前端，指甲與軟組織交界部位，稱為「甲

緣」；指甲前端指甲與內粘連的邊沿部分，稱為「甲沿」；指甲左右兩側，指甲與軟組織交界的邊緣部位，稱為「甲襞」或「甲側」；整個指甲的前 1 / 3 部分稱為「甲前」，中 1 / 3 部分稱為「甲中」，後 1 / 3 部分稱為「甲根」。整個指頭除了指甲外，其餘部位統稱為軟組織。其前端軟組織部位，稱為「皮緣」；其後端，甲根與指背皮膚相互連接處有一條薄而整齊，狀如細帶樣的組織，稱為「皮帶」；皮帶後面與高於皮帶的皮膚組織及關節處的連接處，稱為「皮囊」（圖 3-1）。

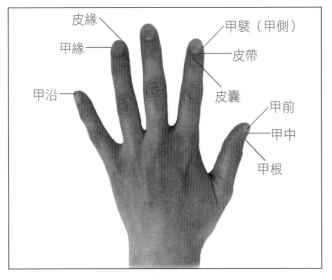

圖 3-1

(二)指甲顏色異常反映的疾病

1. 白甲（圖 3-2）

甲床蒼白，提示氣血虛弱，多見於貧血、營養不良、

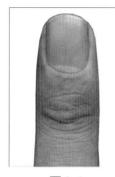
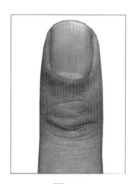
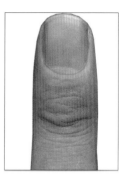

圖 3-2　　　　　　圖 3-3　　　　　　圖 3-4

肝硬化等。部分白甲可見於結核、腎炎、淋巴肉瘤、癌症。點狀白甲可見於消化系統疾病、營養不良、鋅缺乏、梅毒等。

　　2. 紅甲（圖 3-3）

　　甲床紅赤，提示氣血熱證。甲床出血，也屬紅甲，若甲游離緣出現梭形並呈縱行線狀出血，可見於凝血功能障礙、藥物過敏、亞急性心內膜炎等。

　　3. 黃甲（圖 3-4）

　　甲床色黃，提示濕熱薰蒸。黃而鮮明，提示病輕，病程短。暗黃提示病重，病程長。黃甲可見於肝膽疾病、甲狀腺功能減退、慢性腎上腺功能不全、腎病綜合徵、胡蘿蔔素血症等。

　　4. 青甲（圖 3-5）

　　甲床發青，提示寒證、瘀血、痛證、驚厥。久病甲青而枯槁，提示肝氣將絕，預後不良。

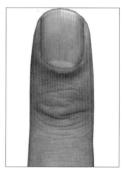

圖 3-5

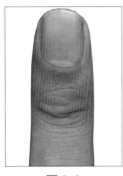
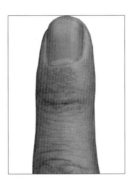
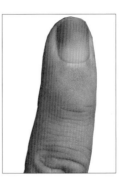

圖 3-6　　　　　　　圖 3-7　　　　　　　圖 3-8

5. 黑甲

甲床發黑，提示寒證、瘀血、痛證。甲面出現一條或數條細而黑的縱形線，表示內分泌紊亂，可見於惡性腫瘤等。

6. 藍甲（圖 3-6）

說明肝經受邪，血瘀受阻。現代研究發現，內服氯喹、阿的平及血色素沉著、肝豆狀核變性、亞硝酸鹽中毒、缺氧，可導致藍甲。

7. 褐甲（圖 3-7）

常見於黑棘皮病，腎上腺功能減退，或內服酚酞、抗瘧藥等。

8. 紅白對半甲（圖 3-8）

指甲遠端為紅褐色，甲板近端為玻璃白色，界限明顯，常見於肝硬化氮質血症。

(三)指甲形態異常反映的疾病

1. 萎縮形甲（圖 3-9）

指甲萎縮，提示神經過於敏感，對各種刺激反應強烈，常有營養不良之表現。

2. 肥大形甲（圖 3-10）

指甲肥大，提示感覺遲鈍，易患肢體麻痺，易感風寒，多有腰腿痛病史。

3. 長形甲（圖 3-11）

指甲明顯變長，提示易患呼吸系統和心血管系統疾病，如氣管炎、肺炎、肺結核、心肌炎等。

4. 短形甲（圖 3-12）

指甲短小，提示易患冠心病、糖尿病、神經衰弱等疾病。

5. 三角形甲（圖 3-13）

指甲根部較窄，頭部較寬的三角形，提示有頭痛病史。

6. 窄形甲（圖 3-14）

指甲扁窄，提示體質較差，但抗病力強，耐受性強。

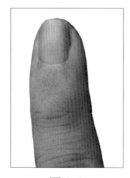 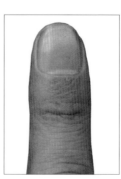 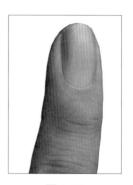

圖 3-9　　　　　圖 3-10　　　　　圖 3-11

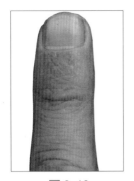
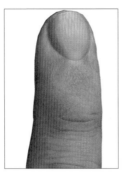
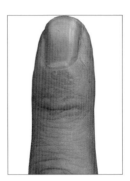

圖 3-12　　　　　圖 3-13　　　　　圖 3-14

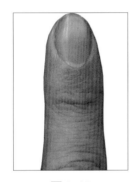
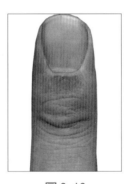
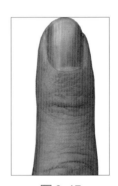

圖 3-15　　　　　圖 3-16　　　　　圖 3-17

7. 橄欖形甲（圖 3-15）

指甲兩頭呈尖尖的橄欖形，提示易患動脈硬化性心臟病、高血壓、腦血栓、腦瘤、骨髓病。

8. 扇形甲（圖 3-16）

指甲呈上寬下窄的扇子形，提示易患中風，臨床上也多見於肝炎、膽石症病人。

9. 筒形甲（圖 3-17）

指甲呈圓筒狀，提示可能為癌症晚期的病人。

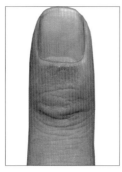
圖 3-18

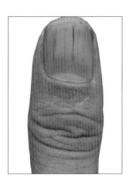
圖 3-19

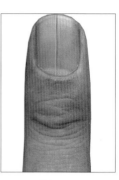
圖 3-20

10. 平板形甲（圖 3-18）

指甲呈平板狀，提示易患淋巴結核和咽喉疾病，如咽炎、喉炎、急性化膿性扁桃體炎。

11. 縱線形甲（圖 3-19）

指甲上有縱線紋，且容易折斷，有此形指甲的人多為心功能不好或腸蠕動減弱。拇指甲上有較多縱線紋，可能是因偏食引起的。

12. 凹溝甲（圖 3-20）

指甲上有較深的凹溝，提示體內寄生蟲數量多，或有腸道麻痹。拇指甲有凹溝，常有精神不振；食指甲有凹溝，皮膚易發疹；中指甲有凹溝，提示患有肌無力症；無名指甲有凹溝，易患目疾；小指甲有凹溝，易患肝膽系統疾病及咽喉炎、神經痛等。

（四）指甲健康圈反映的疾病信號

1. 十指甲從甲根至全甲的 1/3 處（包括健康圈）呈青色（圖 3-21），此人近期可能患嚴重腹瀉。

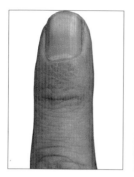

圖 3-21

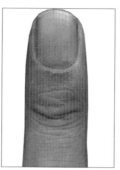

圖 3-22

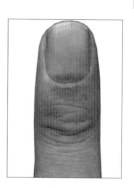

圖 3-23

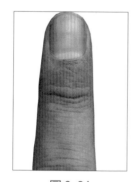

圖 3-24

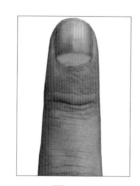

圖 3-25

2. 十指甲健康圈黑灰、色暗（圖 3-22），提示身體某部位疼痛。高血脂、動脈硬化患者也有此現象。

3. 十指甲健康圈均出現黑紅色或紫藍色（圖 3-23），說明有心臟疾病信號。

4. 十指甲健康圈均為牛奶樣白色，全甲也發白（圖 3-24），表明氣血雙虧。

5. 十指甲健康圈大於全甲的 2 / 5（圖 3-25），提示有家族遺傳性高血壓，應預防肥胖。

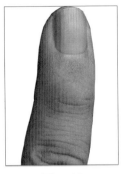 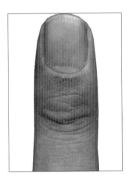 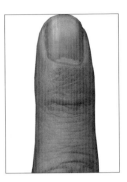

圖 3-26　　　　　圖 3-27　　　　　圖 3-28

6. 十指甲無健康圈或健康圈過小（圖 3-26），提示低血壓或身體虛弱。

7. 十指甲月眉上部呈小鋸齒狀（圖 3-27），提示心律失常。

8. 十指甲健康圈較大，弓頂（月眉）上部呈現圓滑的鋸齒狀（圖 3-28），提示胃病有惡變。

三、甲診注意事項

1. 甲診時，被望者取坐或立位姿勢均可，但無論是取坐或立位都應以端正、舒適和方便為原則。被檢查的手指要儘量放鬆、自然。根據望者的視力情況調整距離，根據檢查時的便利調整位置（坐位），根據取光情況調整檢查的方向，以取得最佳的甲診效果。

2. 甲診時，應注意整體與局部的關係，各種資訊符號的生理、病理意義，致假陽性、假陰性的各種原因，各種影響因素的存在，甲診的敏感性、特異性在診斷中的價

值。同時還應注意動態改變，充分認識細微的各種改變，前後作對照比較，重視「疾病痕跡」或先發徵兆，認真捕捉指甲與臟腑組織、經絡、氣血等相關資訊符號的位置、形態、色澤改變，準確洞察疾病的演變與轉歸過程。

3. 甲診時，宜逐一檢查各指甲板、甲床、健康圈（半月痕）、甲襞、孫絡等部位，仔細分辨其形狀、質地、顏色、光澤度、動態等。一般應同時診視兩手指甲並相互對比，如有必要，亦可診察兩足趾甲以協助診斷。指甲上若有污垢時宜清洗並予擦乾，有染甲或有外傷史的指甲應除外，不予採納。

四、指甲定位

關於指甲與臟腑、器官的定位關係，各書記載不盡相同。現略述一二。據《外科證治全書》載：拇指屬肺；食指屬大腸；中指屬心包絡之脈；無名指屬三焦；小指內側屬心，外側屬小腸。上述說法與臨床上各指甲所反映的疾病範圍並不完全相同。

現代甲診專家李學誠在其所著的《指甲診病彩色圖譜》一書中，將十指定位為：拇指主管全身；食指主要反映大腦、心臟的生理病理變化；中指重點反映消化系統，如胃、腸、肝、膽、脾、胰的病理變化；無名指主要反映胸部、肺部、縱隔、心內膜的病理變化；小指主要反映腎臟、腰部疾病，男性生殖系統疾病。

而現代另一位甲診專家王文華在其所著的《指甲診病》一書中，對十指甲所對應的臟腑、器官所作的定位又

與《指甲診病彩色圖譜》所述內容有所不同，認為若將五指併攏，對掌空握，十指相對，其指甲恰似胎兒的縮影。以指甲近端為背側，遠端為腹側；以拇指甲對應頭、頸部；食指甲對應胸、背部；中指甲對應腹、腰部，各臟腑器官基本上居入其中，其手、肘位於食指甲；臀、膝位於無名指甲；足、踝位於小指甲，且兩側對稱，提示十指甲包含著人體的全部資訊（圖3-29）。

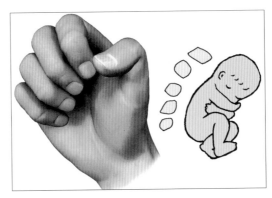

圖 3-29

1. 拇指甲

拇指指端主要為手太陰肺經所循行，手太陰肺經體內屬肺，絡於大腸。其體表循行始於鎖骨外側端下方的中府穴，沿上肢屈側面的橈側下行，止於拇指橈側指甲角後的少商穴（圖3-30）。

主要反映頭、頸部疾病，

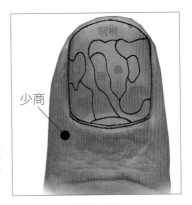

圖 3-30

包括頭痛（偏頭痛）、上呼吸道感染、鼻炎、鼻竇炎、鼻息肉、咽喉炎、扁桃體炎、口腔炎、牙周炎、齲齒、中耳炎、視力減退、頸淋巴結腫大、腦腫瘤等疾病。

2. 食指甲

食指指端主要為手陽明大腸經所循行。該經體內屬大腸，絡於肺。其體表循行始於食指橈側指甲角後的商陽穴，沿上肢伸側面的橈側上行。而手太陰肺經之支脈，從列缺穴分出後，則沿食指橈側行至食指末端，與上述手陽明大腸經相接（圖 3–31）。

主要反映上焦、上肢及部分咽喉和中焦疾病。包括急、慢性支氣管炎，支氣管哮喘，肺炎，肺氣腫，胸膜炎，食管炎，食管癌，咽喉炎，乳房腫瘤，頸椎、胸椎骨質增生以及手、肩關節炎症等。左手食指甲提示左側胸部、肩部、心、肺等部位的病變，右手食指甲相應提示右側病變。

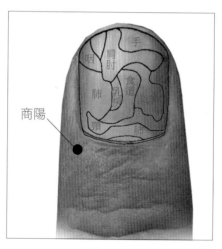

圖 3-31

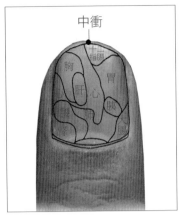

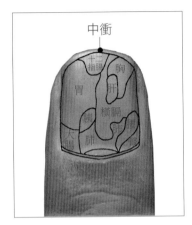

圖 3-32　　　　　　　　　　圖 3-33

3. 中指甲

中指指端主要為手厥陰心包經所循行，手少陽三焦經由外關穴（八脈交會穴之一）與之聯絡。手厥陰心包經體內屬心包，絡於上、中、下三焦，經脈通過橫膈。其體表循行支脈起於天池穴，沿胸部上行至腋窩後，再沿上臂、前臂下行進入手掌，止於中指末端的中衝穴（圖 3-32，圖 3-33）。主要反映中焦及部分上、下焦疾病。

①右中指甲主胃脘痛、反胃、吐酸水、泄瀉、脇痛、腰痛、臟脹、積聚、癥瘕、黃疸、水腫等。包括西醫學中的胃痛，慢性胃炎，胃、十二指腸球部潰瘍，幽門、賁門疾患，橫膈膜炎，腹膜炎，肝大，腎臟疾病等。

②左中指甲主胸痹、心痛、心悸、胃痛、腹痛、消渴等。包括西醫學中的冠心病、風心病、心肌炎、心動過速、期前收縮（早搏）、主動脈硬化、左心室擴大、胃炎、胰腺炎、糖尿病等疾病。

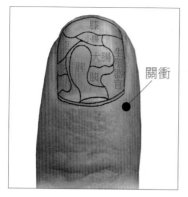
圖 3-34

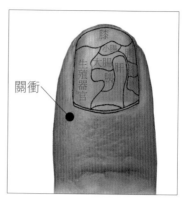
圖 3-35

4. 無名指甲

無名指端主要為手少陽三焦經所循行。該經體內屬三焦，絡於心包。其體表循行始於無名指橈側指甲角旁的關衝穴，沿上肢伸側面的正中上行。而手厥陰心包經之支脈，在掌中別出後，亦至無名指橈側，與上述手少陽三焦經相接（圖 3-34，圖 3-35）。

主要反映下焦及部分中焦的疾病。

①右無名指甲，主肝炎，肝硬化，轉氨酶升高，膽囊炎，胰腺炎，結腸炎，腎炎，風濕性關節炎，腰椎骨質增生以及子宮、肛門部疾病等。

②左無名指甲，主脾大、胰腺炎、腎炎、輸卵管炎、直腸炎以及子宮、尿道、前列腺、外陰、肛門部等疾病。

5. 小指甲

小指指端為手少陰心經與手太陽小腸經所循行。手少陰心經屬心，絡於小腸。其體表循行起於極泉穴，沿上臂、前臂下行，進入手掌，止於小指端橈側的少衝穴。手

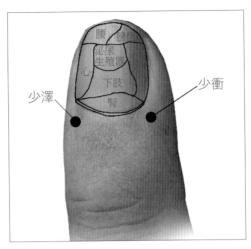

圖 3-36

太陽小腸經體內屬小腸，絡於心。其體表循行起於小指端
尺側的少澤穴，沿手臂伸側面的尺側上行，由支正穴別走
少陰（圖 3-36）。

　　主要反映腰、膝部以下的疾病。小指甲內側屬心，外
側屬小腸，小指端亦反映小腸，泌尿、生殖系統的疾病。
其上區大多反映腰部、膀胱的病變，中區大多反映下肢、
生殖系統的病變，下區大多反映兩下肢的病變。

第四章 頭部望診

　　頭部望診時，被望者取坐位，在充足的光線下（最好以自然光線為佳），對頭的外形（大、小、畸形等）、動態（仰頭、垂頭、搖頭等）以及頭重、頭脹、頭痛、頭暈、頭熱、頭冷、腦鳴、頭皮麻木等一系列自覺症狀作詳細的瞭解或探知，以做到胸中有數，一目了然。

一、望頭部形態異常

1. 頭部凹凸

　　正常頭部為橢圓形，成人除枕骨粗隆和耳後岩骨有凸起屬正常範圍外，其他處若有凸起，屬實證；見凹陷，屬虛證。

2. 頭位偏斜

　　是指垂頭而傾斜，且無力抬舉的，伴見面黃體弱，神疲氣短，食慾不振、大便溏薄，為中氣不足；伴見耳鳴、耳聾，腰膝酸軟，為髓海不足；頭偏向一側，掉轉艱難，多屬扭傷，也可見於癭瘤、癰疽或落枕，或為先天性斜頸所致；仰頭不下，頸不能直立或下俯，目睛上吊，或伴見足弓反張，手足握固、痙攣，屬陽證，常見於小兒急驚風

或破傷風等。

3. 頭部搖動

是指頭部搖動不停。若頭不能自製或不自主搖動，多為肝風內動；頭搖而有眩暈，面紅口苦，多為風陽上擾；頭搖發於熱病後期，常伴見煩熱盜汗，舌紅少苔，為陰虛風動；年邁血虛，頭搖不已，為血虛風動。

二、望囟門異常

1. 囟門早閉或遲閉

嬰幼兒囟門早閉，多為小頭畸形；嬰幼兒囟門遲閉，常為骨縫不合，多見於解顱或佝僂病。兩者皆因先天不足，後天虧損，骨失充養所致，有的則與病邪侵犯頭顱有關。

2. 囟 陷

小兒囟門凹陷，低於顱骨，甚則如坑凹，常伴見面色萎黃、神色慘澹、四肢不溫等症狀。病情輕者，需用手觸摸方有感覺；重者則望之即見。多屬虛證。如嘔吐、泄瀉或失血損傷津液，以致津虧液脫；或脾胃虛寒，氣血不足；或先天精氣不足，後天哺育不周，以致發育不良，腦髓失充等，均可導致囟陷的發生。

3. 囟 塡

嬰幼兒囟門高凸，捫之表面緊張感十分明顯，多屬實證；但見壯熱、煩渴、嗜睡、嘔吐、神昏的，屬熱證；熱不見甚，但嗜睡昏迷的，屬寒證。凡見囟塡徵象者，病多兇險。多因急性溫病火邪上攻，或風濕、風熱等外邪侵

襲，或因顱內水停血瘀等所致。

三、望頭髮異常

(一)頭髮色澤異常

1. 頭髮黑而潤澤，提示腎氣充盈；中、老年人頭髮斑白或全白，或青少年白髮，或老年黑髮，若無其他病理表現，均不以病變而論。青少年白髮，伴腰膝酸軟、頭暈耳鳴等腎虛症狀，為腎氣虧虛；青少年白髮，伴見心悸不寐，口乾舌燥，為營血虧虛，虛熱上擾；短期內頭髮大量變白，且煩躁易怒，面紅目赤口苦，為肝鬱化熱，劫傷營陰，頭髮失榮之故。出生時或出生後不久，頭髮乾燥且間斷變白，黑白交替，稱為環狀髮，常為先天稟賦不足所致；幼兒出生時即見有白髮，可見於斑白病、白化病以及某些遺傳性綜合徵。此外，白髮還可見於斑禿、斑駁病、白癜風等。

2. 髮色枯黃，形似乾柴草，多為精血虧損、腎氣不足或久病失養；若髮直、色黃、乾枯，為氣竭液涸。顳部常出現成片灰黃或灰白色頭髮，並逐日增多，稱為灰髮病，多由先天不足或後天失養，精血不能上榮於髮所致。此外，還可見於早老、老年性白斑，甲狀腺功能失調，斑禿，白癜風等。

3. 頭髮呈紅色或紅褐色者，稱為紅髮。遇見鉛、砷等中毒時，常呈紅色或紅褐色改變。

(二)頭髮形態異常

1. 頭髮枯萎無澤，形似亂草蓬樣，並易見斷裂，稱為枯萎髮，為髮失榮潤之故。常因久病失養，稟賦不足，或陰虛血燥所致。

2. 小兒頭髮結成穗狀，枯黃而不澤，稱為穗狀髮，常伴見面黃肌瘦、脘腹膨脹、大便稀溏或乾結等症狀。多為脾胃失調後引起的疳積病。

3. 小兒頭髮稀疏而伴萎黃，時間不長，稱為髮遲，屬小兒五遲之一。乃由先天不足，稟賦素弱所致。

4. 頭髮束緊，縮成束狀，排列形似毛筆樣，髮根頭皮處堆有銀白或汙黃鱗屑，稱為束狀髮。常見於銀屑病、黃癬以及脂溢性濕疹等。

5. 頭髮乾燥變脆，易見斷裂，尤見長髮末端易縱裂成絲，狀如羽毛，稱為脆裂髮。多見於脆髮病以及毛髮縱裂症，除因天氣乾燥或洗滌過多外，常由陰虛血燥所致。此外，脂溢性皮炎、頭癬、結核病、糖尿病、甲狀腺功能低下症、維生素A缺乏症以及某些腫瘤患者，亦可見有脆裂髮。

6. 頭髮乾枯，髮梢變細，分裂成絲，彎曲如鉤，髮乾打結，扭曲成環，稱為打結髮；頭髮乾燥，且出現不全橫斷的小結節，其間有似斷而非斷的細絲，梳理時又易折斷者，稱為結節性脆髮病。此二病常同時發生，多為脾胃不和，後天失養所致。

7. 頭髮乾燥，粗細不勻，扭曲稀少，狀如佛珠，易見折斷，稱為念珠狀頭髮；頭髮乾燥扭曲，變硬變脆，易被折斷，稱為扭曲髮，此二病皆由稟賦不足、精血虧虛所致。

8.頭髮易被折斷而參差不齊，或露出皮膚即斷，稱為斷髮，除上述各種伴見斷髮的疾病外，尚可見於白癬、黃癬、黑點癬等。

9.頭髮直立而乾枯，稱為髮豎，多為正氣衰敗所致。

(三)頭髮生長發育障礙

1.落髮過多，所剩無幾，稱為禿髮；剛一出生或生後不久即頭髮脫落，多見於先天性禿髮或先天性少毛症或早老性綜合徵或結節性裂毛綜合徵等。常由先天不足，或過早結婚，致精血虧虛；凡由各種後天因素引起的，如急性熱病、皮膚病、內分泌失調、外傷等所引起的脫髮，稱為後天性脫髮；如頭皮生疤，頭髮不再長出，稱為疤痕性脫髮，常見於頭皮的各種疾患，如禿髮性毛囊炎、頭部乳突性皮炎等；長期服用環磷醯胺、白血寧、胂劑等，從而導致暫時性脫髮，稱為藥物性脫髮。

2.枕部至顳側的頭髮呈半環狀稀疏脫落，稱為環禿，最常見於小兒，可因枕部摩擦所致；若伴頭大額方，雞胸龜背，係由脾腎不足所致。

3.青壯年男子，出現禿髮始於前額兩側，漸向頭頂延伸，頭髮呈纖細狀，萎軟不澤，稱為早禿，乃血熱生風，風動髮落之故。

4.頭皮呈油膩狀，如同塗沬膏脂，或見頭皮多屑，癢如蟲爬，久之則前額及巔頂部頭髮稀疏變細，呈片狀脫落，表皮髮紅光亮，稱為油風（即脂溢性脫髮），俗稱「鬼剃頭」，常見於青壯年男子，可由血虛生風，髮失所養所致。

5. 頭髮突然呈片狀脫落，而頭皮平滑光亮，患處頭皮鬆動，髮乾上粗下細，易被拔除，甚則全髮脫光，鬚眉俱落，稱為斑禿。多因血虛生風所致，亦可因過度緊張、憂慮等精神刺激，以致氣滯火鬱，血熱生風之故。

6. 頭生白痂，小者如豆樣，大者如錢幣，俗稱「錢癬」或「肥瘡」，瘙癢不痛，日久蔓延成片狀，頭髮乾焦脫落，稱為禿瘡，又稱癩頭瘡。多由胃經積熱生風所致，亦可由疥蟲引起。

7. 頭皮瘙癢而呈散髮性脫髮，以致頭髮稀疏，漸至全脫，稱為蛀髮癬，又稱髮蛀脫髮。係由濕熱內蘊或血虛風燥所致。

8. 頭皮有近圓形禿髮斑，日久頭皮菲薄光滑，皮塌內陷，稱為假性脫髮。常由氣血瘀滯，頭皮失養所致，可見於禿髮性毛囊炎、扁平苔癬、盤狀紅斑狼瘡、局限性硬皮病等。

9. 頭髮枯萎而色黃，乾燥又易折斷，梳理時見大片脫落，稱為症狀性脫髮。本病蓋因久病失養，產後失血過多以及某些急性熱病（如麻疹、猩紅熱、傷寒等），致傷陰耗血，髮失其養之故。

10. 大病久病之後，頭髮脫落而稀疏，多為氣血虧損，髮失其榮之故；頭髮稀疏而細軟，尤以頭頂及兩鬢為甚，並伴見頭暈目眩，腰酸膝軟，多屬精血虧虛；頭髮脫落，並伴畏寒肢冷，性欲減退，多屬腎陽虛衰；頭髮脫落，並伴見面色㿠白，肢體浮腫，神疲納差，畏寒肢冷，屬脾腎陽衰；頭髮脫落，並伴面色晦暗，肌膚甲錯，舌有瘀點、瘀斑，脈細澀，多屬瘀血阻滯。

第五章　眼部望診

一、眼診方法

(一)眼部望診方法

診察眼目時，應在充足的光線或在手電筒的照射下進行，被望者面對光線，望者則背對光線，如有必要也可借助放大鏡進行，有時為了進行特殊檢查，也可應用眼壓計、直接或間接檢眼鏡、視野計、裂隙燈顯微鏡等儀器進行。

(二)正常人的眼部表現

正常人兩目炯炯有神，光彩充沛，視物清晰。胞瞼色黃潤澤，開合自如，瞼緣上生有睫毛，排列規則整齊，瞼內血絡淡紅，光滑平整。眼珠外形如珠似球，轉運靈活自如，無突出、下陷及偏斜現象。兩眥部血絡紅活，淚竅、淚腺通暢無阻，無黏濁淚水外溢及赤脈攀睛。白睛表層光澤而見透明，並有少許血絡分佈；裏層則色白而堅韌。黑睛透明而呈青黑色。兩眼瞳神等大等圓，明看則小，暗看則大，展縮自如，目視萬物明亮自如。晶珠與神膏透明無沾，目系色見淡紅，邊界清晰，視衣無出血、滲出及水腫

表現，其上血脈走行正常，比例協調。眼珠軟硬適中，目睛各部無疼痛及壓痛等各種異常表現。

二、眼部望診分區

(一)八卦分區望診法

以八卦為代名詞，將眼目分為 8 個區域，與整體相對應（圖 5-1）。

定位方法：以右目為例，讓患者頭向北面仰臥，從東北方向起，朝逆時針方向轉動，依次分別為乾、坎、艮、震、巽、離、坤、兌。為方便記憶，編口訣為：乾一肺大腸，坎二腎膀胱，艮三屬上焦，震四肝膽位，巽五屬中焦，離六心小腸，坤七屬脾胃，兌八下焦藏（從臨床方便出發，將命門區域代之為三焦部位）。

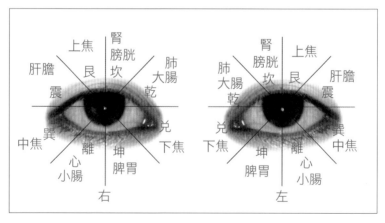

圖 5-1

(二)數字分區望診法

　　為了方便定位，將阿拉伯數字的 1～8 分別代替八卦中的乾～兌。將眼球劃分為 8 個分區（圖 5-2），各分區所代表的臟腑，左右相同。1 區代表肺與大腸，2 區代表腎與膀胱，3 區代表上焦，4 區代表肝膽，5 區代表中焦，6 區代表心與小腸，7 區代表脾胃，8 區代表下焦。為方便記憶，編口訣為：1 區肺大腸，2 區腎膀胱，3 區屬上焦，4 區藏肝膽，5 區屬中焦，6 區心小腸，7 區主脾胃，8 區屬下焦。

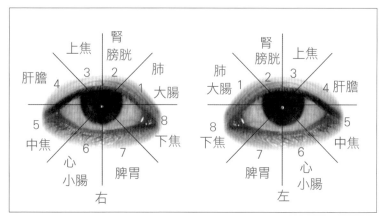

圖 5-2

　　上述兩法意義相同，只不過為了記憶方便，將八卦的稱呼改用阿拉伯數字代替罷了。對各分區球結膜上的血管形狀及顏色的變化進行仔細診察，可以診斷各臟腑不同的疾病。

(三)時鐘分區望診法

兩眼向前平視，以瞳孔為中心，按時鐘模樣分為 12 等份，橫貫瞳孔中心的一水平線，其兩端分別為 3 點和 9 點（圖 5-3）。

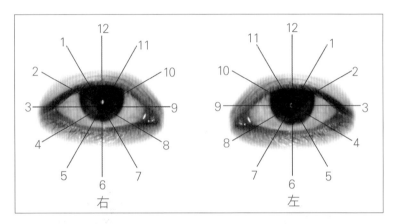

圖 5-3

1. 望診方法

主要用於痔疾的望診。囑被望者端坐，望者用拇指、食指扒開被望者的眼瞼，囑其注視內上方，以充分暴露鞏膜的下部，根據鞏膜絡脈顏色、形狀、數目來進行痔疾的診斷。

2. 對應病症

鞏膜外下方（左目 5～6 點；右目 6～7 點之間）球結膜與鞏膜絡脈見粗大、充血、曲張，提示痔疾；見有 1 條絡脈充血的為 1 個痔核；見有分叉，提示 2 個痔核；絡脈細小、不充血、不曲張，提示小痔核；絡脈粗，提示大痔核；絡脈出現在左眼 5～6 點之間，提示痔核位於肛門左

側；絡脈出現在右眼 6～7 點之間，提示痔核位於肛門右側；雙眼均見絡脈，提示肛門的左右兩側均可見有痔核。

上述 3 種望診方法均以左眼屬陽，陽生於陰，故順時針轉其分區；右眼屬陰，陰生於陽，故逆時針轉其分區。八卦與中醫的「八郭」相對應。其對應關係如下：乾—肺大腸—傳導郭；坎—腎膀胱—津液郭；艮—上停命門—會陰郭；震—肝膽—清潔郭；巽—中焦—養化郭；離—心小腸—胞陽郭；坤—脾胃—水谷郭；兌—下焦—關泉郭。

(四)五輪分區望診法

五輪分屬五臟，故可以此來判定五臟的疾病。因眼睛似輪而取名五輪。分別為肉輪、血輪、氣輪、風輪、水輪（圖 5-4，圖 5-5）。

1. 肉　輪

即胞瞼，又稱眼瞼、眼胞。位於眼珠前方，有上瞼與下瞼之分，專司眼之開合，有保護眼珠的功能。在五臟中屬脾，主肌肉，脾與胃相應。胞瞼疾病的發生多與脾胃有關。

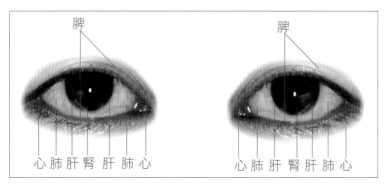

脾　　　　　　　　脾

心 肺 肝 腎 肝 肺 心　　　心 肺 肝 腎 肝 肺 心

圖 5-4

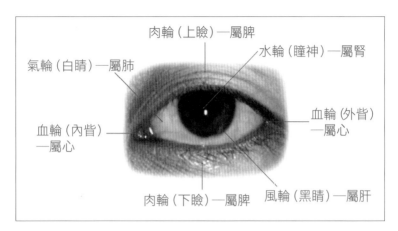

肉輪（上瞼）—屬脾
水輪（瞳神）—屬腎
氣輪（白睛）—屬肺
血輪（外眥）
—屬心
血輪（內眥）
—屬心
肉輪（下瞼）—屬脾
風輪（黑睛）—屬肝

圖 5-5

2. 血　輪

是指兩眥，即為大、小兩眥。大眥又稱內眥，小眥又稱外眥、銳眥，亦即眼角。為上、下胞瞼的內、外側聯合處部位。在五臟中屬心，主血，心與小腸相應。故兩眥疾病的發生，多與心經火熱蘊結以及小腸受邪有關。若心經火盛，鬱於眥部，是為眥部疾病發生的主要因素。

3. 氣　輪

是指白睛，又稱白眼，即球結膜。居於目睛之外層，表層透明而脆嫩，裏層色白而堅韌，有保護睛珠內部組織的作用。在五臟屬肺，主氣，肺與大腸相應。

其發病多與肺和大腸有關。氣輪患疾，屬常見多發的外障眼病。但若延誤失治，每可侵及風輪，致使症狀加劇，故應及早診治。

4. 風　輪

是指黑睛，又稱黑珠、烏珠。位於眼球前方，其狀近

似圓形，周邊與白睛相連，質晶瑩而嬌嫩無比，具有保護
瞳神的功能。在五臟中屬肝，因肝與膽相為表裏，故黑睛
疾患常與肝膽有關。黑睛又因長期暴露於外，直接與外界
接觸，故除易受外傷之外，也易遭受同風熱邪毒的侵襲，
還可由他輪病變的影響而致病，故其患病率較高，易發生
各種常見疾病。且因毫無血絡與其相連，營養供應較差，
藥物也不易進入病變組織，故一旦發生病變，則需治療較
長時間後才能獲得痊癒。

　5. 水　輪

　　是指瞳神，又稱瞳仁、瞳子，常有廣義與狹義之分。
廣義者，是指瞳神以及其後之眼內組織；狹義者，僅指位
於黑睛後方，黃仁中央可以自如展縮之圓孔。瞳神在五臟
中屬腎，主水，腎與膀胱相對應。因肝腎同源，故其發病
常責之於肝腎。不過瞳神疾病的病因、病機非常複雜，除
與肝腎有關外，和機體其他臟腑的關係也十分密切。

　　瞳神疾病，統歸內障範疇，屬常見眼病。瞳神結構精細
而複雜，是眼睛產生視覺的主要部位。其產生的病變多種多
樣，痊癒後所產生的後遺症狀較外障眼疾更為嚴重。根據其
發病的特點，一般可分兩類。一類可見瞳仁有異常改變；另
一類則其外觀無明顯異常，僅有視覺改變。視覺改變需配合
儀器進行，方可確診，本文主要介紹前類病變。

　　各種瞳神疾病，如瞳神散大、縮小或變形、變色，或
外觀如常而視力障礙等，皆屬內障眼病，常因臟腑受損，
真元耗傷，精氣不能上奉於目所致，多屬虛證。但亦常因
熱毒火盛，痰濕瘀滯，竅道閉塞；或肝風上沖清竅；或外
傷破損等所見瞳神開縮急速者，則多為神經過敏所致。

第六章　面部望診

一、面診分區

1. 明堂分應周身

　　根據《靈樞・五色》篇中的面部色診分佈圖，勾畫出五臟六腑在面部相應的候診部位（圖6-1）。

2. 五官分應五臟

　　根據《靈樞・五閱五使》中「五官者，五臟之閱也」之意，喘息鼻張為肺病，唇黃屬脾病，皆青乃肝病，舌捲短而顴赤是心病，顴、顏、耳色黑為腎病。若以五風病而言，《素問・風論》認為，口色赤屬心風，目下色青屬肝風，眉上色白屬肺風，鼻色黃屬脾風，頰肉色黑屬腎風。

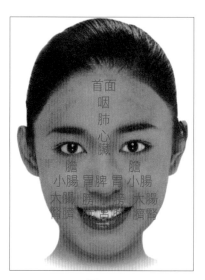

圖 6-1

3. 面部分應五臟

　　該法兒科應用較多。《素問・刺熱論》將其具體劃分

為：額為天庭，屬心；頦為
地角（頤），屬腎；左頰為
青龍，屬肝；右頰為白虎，
屬肺；鼻為面王，屬脾（圖
6-2）。

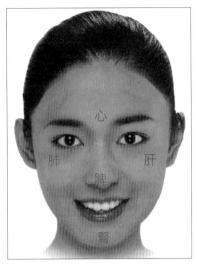

圖 6-2

具體分部望診時，應注
意面部上下、內外、左右的
色澤變化。面部的中央部位
主要與臟腑相對應，其四周
部位主要與肢體相對應。因
此，如色澤變化見於中央部
位，多屬臟腑病變；見於四
周部位，多屬相應肢體病變。

分部望診時，還需注意病色的動態變化趨勢。如病色
從中央部位逐漸向四周部位作分散姿態，多為病情由重轉
輕；反之，提示病情漸見加重。

從病色的位置方面來看，病色在下，多主下部疾病；
病色在上，多屬上部病變。見面額、印堂部色澤改變，大
多與心肺疾病有關；鼻以下的面頰、人中部有色澤變化，
多與腎、膀胱、子宮等病變有關。

二、望色澤

(一)望色十法

望色十法是《望診遵經》的作者根據《內經》中的理

論，並結合長期的臨床實踐而總結出來的望色綱要。十法是指浮、沉、清、濁、微、甚、散、摶、澤、夭。

1. 望浮沉，辨病位之表裏

浮，是指其色顯露於皮膚表層，一般出現在疾病初起之時，提示病在表、在腑；沉，是指其色隱約存在於皮膚之內，提示病在裏、在臟。病色初浮而後沉，為病從表入裏，由淺而入深；反之，病色由沉而轉浮，提示病情向好的方面轉化，或病邪欲解之時。但久病、重病之時反見兩顴浮紅，則是虛陽浮越的一種表現，提示病情相當危重。

2. 察清濁，辨病性之陰陽

清，是指面色明亮而清潤，病屬陽證；濁，是指色澤晦暗混濁，病屬陰證。病色由清而轉濁，為陽證轉為陰證；由濁而轉清，為病由陰而轉陽。

3. 觀微甚，辨邪正之虛實

微，是其色淺淡，多屬正虛或邪輕；甚，是其色深濃，屬邪實，多見於邪氣盛或病勢重。其色由微而變甚，表明病由虛而轉實；其色由甚而轉微，表明病由實而轉虛。

4. 視散摶，辨病程之長短

散，是其色疏離散開，如淡雲散徹，為病程較為短暫，邪未積聚之表現，或病情將解之意；摶，是指病色壅滯、團聚，為病久不解，病情深重之意。病色由散而轉摶，提示病情加重；由摶而轉散，提示病情減輕，或病邪欲解之意。

5. 別澤夭，主預後之吉凶

澤，是指膚色明潤而有光彩，提示雖病而氣血未衰，

病有生機之意，主吉象。夭，是指膚色枯槁，提示氣血枯竭，精氣嚴重受損，主凶象。先夭而後轉澤，多為正氣漸復，精神復盛，病有轉機之意；先澤而後轉夭，多為病趨嚴重，病情惡化之意。

總之，望色十法可從總體上辨明病究屬表裏、陰陽、虛實、久近、吉凶等，在面診中有重要的意義。

(二)面部五色望診法

是指由對面部黃、白、青、赤、黑五色的觀察，辨別不同主病的一種望診方法。

1. 黃　色

內應於脾胃，為足太陰脾經之本色。主虛證、濕證。若為萎黃，屬脾虛，氣血不足。其特點是面色淡黃無華，枯槁不澤，肌膚失榮，形肉瘦弱等。若為黃胖，多因脾氣虛衰，濕邪內阻之故。其特點是面色黃白而虛浮；身目俱黃，稱為黃疸。色黃鮮明如同橘皮色，稱為陽黃，為肝膽濕熱薰蒸所致；色黃而晦暗如同煙薰，稱為陰黃，多由寒濕內停，困遏脾陽，或瘀阻日久之故；發病急驟，面目深黃，伴高熱神昏、發斑吐衄等，稱為急黃或瘟黃，常因感受時行疫癘之故。黃而枯瘦，胃病虛熱；面黃肌瘦，且腹脹，為虛脹；面色蒼黃，伴腹部青筋怒張，多屬臌脹；小兒面黃而腫，或乍黃乍白，且腹大青筋，則屬疳積。

2. 白　色

內應於肺，為手太陰肺經之本色。主虛證、寒證、脫血、奪氣。若為淡白，多屬營血不足。其特點為面色淡白而無華，口唇、爪甲均無血色等；若為㿠白，多屬陽氣不

足，水濕氾濫所致。其特點為面色白而虛浮等；若為蒼白，並伴見形寒而腹痛，多屬外感寒邪，或陽虛陰盛、陰寒凝滯、經脈拘急等所致。其特點為面色白中而帶青色等。若㿠白虛浮，多屬陽虛；白而無華，為血虛或奪血；淡白多為氣虛，亦見於肺胃虛寒。再結合其兼症觀察，若面色蒼白伴劇烈腹痛或戰慄不止時，屬裏寒證；急性病突見蒼白，伴冷汗淋漓，手足肌膚發涼，常為陽氣暴脫。

3. 青　色

內應於肝，為足厥陰肝經之本色。主寒、痛、氣滯、血瘀、驚風等。

面色青紫，甚則青灰，可見於心陽暴脫、心血瘀阻的真心痛發作之時；面色口唇青紫，可見肺氣閉塞、呼吸不利之時；某些心臟疾患，可導致面色、口唇持續發紺。肝膽症候，面上亦常出現青色。

此外，小兒高熱不退，面部青紫，以鼻柱、兩眉間及口唇四周最易察見，為將發驚風。

4. 赤　色

內應於心，為手少陰心經之本色。主熱證。滿面通紅，兼高熱煩躁汗出，多見於熱性病熱盛期間，屬陽盛之外感發熱，或臟腑實熱；兩顴午後潮紅嬌嫩，五心煩熱，夜間盜汗，多屬陰虛火旺之虛熱證；面紅目赤，頭脹頭痛，烘熱陣作，多屬肝陽上亢或肝火上炎之候；久病、重病者，突然出現顴頰泛紅如妝，嫩紅帶白，游走不定，或如塗油彩樣，並伴見呼吸短促，汗出肢冷，脈微欲絕者，為陰盛陽格，虛陽浮越之「戴陽」證，屬真寒假熱之危重症候。肺病見赤色，多屬難治。

5. 黑　色

內應於腎，為足少陰腎經之本色。主腎虛、寒證、痛證、瘀血、水飲等。

顴與顏面均見黑色，屬腎病；目眶周圍見黑色，為腎虛水泛之水飲病，或寒濕下注的帶下證；若心病，額見黑色，多屬逆證；口唇黧黑，多屬腎絕。面色黧黑，肌膚甲錯，多屬瘀血日久；面色黑而乾焦，提示腎精久耗；面黑如同煤灰，環口黧黑，多屬足少陰腎經氣絕。

三、望形態

望面部形態時，要注意觀察面部的豐滿、消瘦、有無腫脹等改變及所發生的確切部位、緩急、顏色等一系列情況。凡顏面豐滿，氣色明潤，屬健康長壽之貌；顏面過於瘦削，大肉盡脫，屬久病氣血消亡或亡陰脫液。面部常見的異常形態有下述幾種：

1. 面部浮腫

是指面部皮膚腫脹、光亮、按之凹陷不起。常見於水腫病，因水濕上泛之故。有陰陽寒熱虛實之分。頭面水腫，腫勢較速，繼則上下肢和腹部均腫，是為陽水，多因肺氣失宣，三焦壅滯，不能通調水道，下輸膀胱所致；若腫勢較緩，下半身先見腫脹，繼則胸腹頭面均見腫脹，是為陰水，多因肺脾腎三臟陽氣虛衰，不能運化水濕所致。

面部紅腫，腫勢急驟，疼痛、發熱，為實熱，常由風、熱、濕毒侵犯頭面部所致。頭面部皮膚嫩紅腫脹，色如塗丹，壓之可見褪色，伴有疼痛，為抱頭火丹；頭面紅

赤，腫大如斗，兩目腫盛而不能開啟，甚則咽痛、耳聾，為大頭瘟，皆由感受溫熱時邪而致；腮部突然腫起，且伴發熱，面赤咽痛，為痄腮，多為濕毒證；面頰部一側頤部結腫如核，微熱微痛，且漸見腫脹延及耳之前後，疼痛日增，潰破後膿出穢臭，稱為發頤，多為陽明經熱毒上攻或外感溫熱蘊積局部所致；初起時見面目紅腫，但癢如蟲行，皮膚乾燥，時起白屑，抓破後出血，疼痛難忍，稱為面遊風，多因平時血燥，且恣食辛辣厚味，胃蘊濕熱，外受風邪所致。

面部浮腫漸見顯現，日久不易消退，勞累後腫勢加劇，面部無灼熱、疼痛感，屬虛寒證。面黃而虛腫，多因氣血不足、營養不良、脾運不健或某些寄生蟲所致；面目虛浮，眼瞼與面部尤甚，晨起最為明顯，壓之凹陷，且伴見神疲倦怠，畏寒肢冷，多屬脾腎陽虛；婦女月經前 1～2週出現一過性面目浮腫，於月經來潮後自行消退，伴乳房脹痛，煩躁易怒等，多屬肝氣不舒；妊娠數月，面目四肢浮腫，小便短少，稱為子腫，多因脾腎陽虛所致。

2. 面削顴聳

亦稱面脫，是指面部肌肉消瘦，兩顴突出等，為營養不良，體內精血極度消耗之表現。多見於各種慢性病的危重階段，常伴有大骨枯槁、大肉盡脫等症狀。亡陽虛脫時，也可見及。

3. 口眼喎斜

面部一側肌膚不仁，肌肉弛緩，健側緊急，患側額紋消失，不能皺眉，鼻唇溝變淺，口角下垂，兩目不能閉合，鼓腮時口角漏氣，飲食言語不利，口眼向健側喎斜，

多由風邪中絡，或肝風內動，風痰痹阻經脈所致。

4. 顏面抽搐

是指眼瞼、嘴角及面頰肌肉的不間斷抽搐，多見於一側，雙側者極為少見。多由風痰阻絡、肝風內動等所致，也有血虛受風而致。

5. 面部粟疹

是指兒童面部的前額或兩顴部散佈著碎米樣大小，頂端較鈍的白色粟疹。提示蛔蟲症。粟粒多，提示蛔蟲數多；粟粒少，提示蛔蟲數少。

6. 面部白斑

是指兒童面部浮現淡白色樣，如小指頭或拇指頭大的圓斑，呈單發性或多發性表現。提示蛔蟲症。斑大，提示蛔蟲較多；斑小，提示蛔蟲較少。

7. 面部蟹爪紋

心病，以顴區布紋為主；肝病、肝腎同病，以鼻、頰區布紋為主；肺病，以顴區布紋為主；腎病者，以頰區布紋為主；脾病則缺乏特異性分佈。

第七章 人中望診

一、人中望診方法

(一)人中長度的測量方法與標準

人中長度的測定可參照鄒象清編著的《人體測量手冊》中的有關規定，以鼻下點（鼻中隔與上唇頂部交點）至上唇緣中點的連線為人中全長度。

人中長度小於 12 毫米為人中偏短，12～19 毫米之間為中等，大於 19 毫米為人中偏長。

(二)人中溝道深淺的觀察方法與標準

被望者與望者相對而坐，用聚光燈光側面照射人中溝，光線與上唇平面成 30°～45°角，觀察人中溝的兩側溝緣隆起是否清楚。若溝緣隆起不明顯，溝道淺平或上唇漫平，則在溝道內無照射陰影，列為人中溝淺平；溝緣隆起明顯，兩條溝緣間有明顯凹陷，溝道內可見明顯的照射陰影，為人中溝深；介於兩者之間為人中溝中等深淺。

(三)人中溝形態的觀察方法與異常特徵

　　觀察人中溝溝道內有無細線狀或點狀隆起，有無明顯的縱行或橫行皺褶紋。細線狀隆起者，其形狀似皮膚疤痕，長度不一，大多呈縱向或斜向分佈於溝道內；點狀隆起者似針頭大小，皮膚色澤正常，無充血紅腫現象，可與毛囊炎作鑒別；其縱行皺褶紋，則大多在側光照射時清晰可見；其橫行皺褶紋，則多於微笑之時顯現清晰。

　　人中溝是人身左右分開的基準線，在人體發育成熟時定型。正常人的人中，正直不斜，兩側溝緣清晰可見，中灘外闊，其長短與食指同身寸極為相近。身高面長者，其人中可稍見長；身矮面短者，其人中可稍見短；肥胖面寬者，其人中亦偏見寬；瘦削面狹者，其人中亦稍見狹。其溫度和顏色與整個面部的溫度和顏色亦較一致。

二、人中形色表現

(一)正常人中

　　人中整齊端直，略呈上窄下寬的梯形，溝道深淺適中，溝緣清晰均勻、對稱者，為正常人中（圖7-1）。提示子宮、陰莖等生殖系統發育良好，女性月經、排卵、生殖等功能均正常。

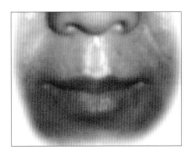

圖7-1

（二）異常人中

1. 人中短淺

人中特短，溝道扁平，溝緣隱約可見，色淡（圖7-2）。提示子宮較小（常為幼稚型子宮），宮頸短，發育差，多無內膜生長；宮頸鬆弛，受孕後易見漏胎；或男性陰莖短小，睪丸先天發育不良。

2. 人中狹長

人中溝道狹窄細長，溝緣顯著；或人中中段尤細，上下稍寬，其色灰暗，屬長窄型人中（圖7-3）。提示子宮體狹小，宮頸狹長。男性可見包皮過緊或過長，女性可見痛經。

3. 人中不正

人中溝道或一側溝緣向左或向右偏斜（除先天性、損傷性及神經性的鼻唇溝變形外），為偏斜型人中。人中向左偏斜，提示子宮體偏左；人中向右偏斜，提示子宮體偏右（圖7-4，圖7-5）。

4. 人中雙溝

是指人中有雙溝出現（圖7-6），提示內有雙子宮，

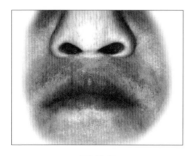

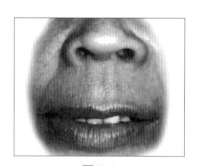

圖7-2　　　　　　　　　圖7-3

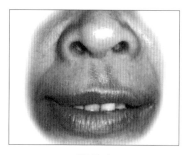

圖 7-4

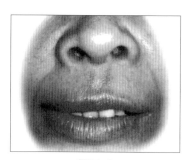

圖 7-5

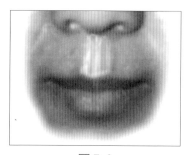

圖 7-6

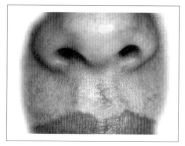

圖 7-7

甚至雙陰道或雙陰道橫膈
等。

5. 人中凹陷

是指人中有凹陷出現
（圖 7-7），提示骨盆異常
或骨盆狹窄，孕婦易發生難
產。

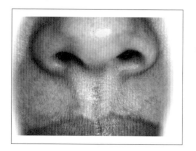

圖 7-8

6. 人中上寬下窄

是指人中上寬下窄，似倒梨形狀（圖 7-8）。提示子
宮前傾或前位，常有經行脹痛等症狀。

7. 人中上窄下寬

是指人中上窄下寬，呈
「八」字形改變（圖7-9）。
提示子宮後傾或後位，常有經
行腰酸等，嚴重者可影響受胎
懷孕，多見於矮胖體型者。

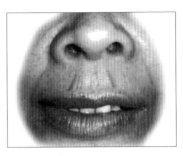

圖7-9

8. 人中溝淺平坦

是指人中溝道淺而平坦，
溝緣不顯露，其寬狹均可見及。人中淺而窄，提示後天性子
宮萎縮，質硬，活動度較差，常表現為經期紊亂，經量漸見
減少而導致閉經；人中淺而寬，提示先天性子宮發育不良，
或生殖功能低下，或見子宮萎縮（多見於老年婦女）。

9. 人中瘀斑

是指人中見有瘀斑出現（圖7-10），提示女性罹患子
宮內膜結核，男性罹患附睪結核或精索靜脈曲張等。

10. 人中發疹

是指人中部泛發疹子（圖7-11），提示女性罹患宮頸
糜爛、附件炎等，提示男性罹患前列腺炎、精索炎等。

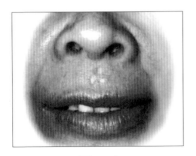

圖7-10

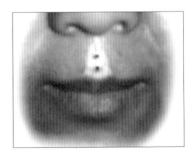

圖7-11

11. 人中隆起

是指人中溝道中有位置及形態不定的贅生物隆起（圖 7-12），嚴重者引起溝形改變。提示病變情況較為複雜，一般為宮頸糜爛。人中溝道一側增生或變形，多有一側腹痛或壓痛或腰酸

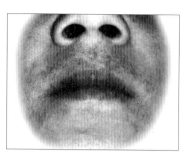

圖 7-12

及月經不調等，婦科檢查多見有附件炎或附件組織增厚，或子宮肌瘤，或息肉，或囊腫等。

12. 混合型人中

是指多種異常型人中複合交叉混合在一起共同出現，其意義為上述各型人中的混合。

13. 人中鬆弛變長

多見於子宮下垂。

14. 人中短小

孕婦人中短於 1 拇指寬，提示先天腎氣不足，有流產、早產傾向；孕婦人中原本正常，而突然見縮短，且伴腰脊酸痛，帶下綿綿不斷，提示難免流產，此徵可在流產前 7～15 日有顯露。

15. 人中長而黃活

孕婦人中較孕前變長，且氣色黃活，提示懷男胎。

16. 人中枯黃淺平，並呈倒梨形

孕婦人中出現枯黃而淺平，且人中溝呈上寬下窄的倒梨形狀，提示胎兒發育已經停止，甚或胎死母腹。

17. 長窄形人中

隱性冠心病，症狀尚未明顯時，人中呈長窄形狀，色晦暗而遲滯；迨至心絞痛發作時，色呈紫暗改變，其形甚至見短縮改變。

18. 泌尿系統病症在人中的表現

癃閉，人中常變淺而呈㿠白色，屬腎虛氣化不及膀胱；人中先見萎弛，繼則變淺而短縮，屬腎虛已極，水毒內踞，邪有沖心蒙竅之趨；腎病出現氮質血症時，人中則每有萎弛改變，繼而轉為腎衰竭時，則反見短縮。迨至昏迷臨危時，其唇外翻。

19. 危重病在人中的表現

人中短縮，唇變薄，提示脾陰將絕；人中短絕似無，為陰陽離決之危重症；人中蜷縮，謂之「唇反」，為臟腑之氣欲絕，尤其是脾氣敗竭。反之，見人中飽滿，為脾陽欲絕；人中滿而唇外翻，亦為陰陽離決之候。

20. 人中微見赤色

屬多病發癥，若人中下段近唇際處潮紅，多屬血熱崩漏，或膀胱濕熱之血淋；人中下段近唇際處，其色淡紫，甚見人中溝短縮者，多屬實熱型胃痛（胃、十二指腸球部潰瘍）；人中隱現紫紅色，多屬瘀熱型痛經。

21. 人中色白

多屬病危難治，若人中色淡白，多見於虛寒泄瀉（慢性潰瘍性結腸炎）；人中色淡白而乾枯，多為血枯閉經；人中㿠白，且冷汗淋漓，多見於咳嗽、咯血（支氣管擴張、肺結核咯血）；人中上段近鼻際處呈㿠白色改變，為氣虛崩漏。

22. 人中色黑

多見於腎病綜合徵及腎衰竭（尿毒症）。人中時青時黑，主肝、腎病；見攝口色青，人中顫動，多為肝風侮脾；人中微黑，多屬熱證；人中色灰暗而失榮，男性多屬陽痿、不育、房勞過度、失精以及泌尿系統疾病，或女性為宮頸炎、附件炎、卵巢囊腫、子宮肌瘤等；人中青黑，多見於前列腺炎、睾丸炎、輸尿管結石等發生疼痛之時；人中色黑，伴見下痢不止，臍下劇痛，此屬病危之兆。

23. 人中出現黑褐色或見片狀黑斑

為天癸將竭，沖任不足；人中色澤偏於晦滯而枯夭，或見其色素沉著，多為腎虛不孕；人中明潤光澤顯露，提示孕婦氣血旺盛，代謝正常，母子皆安康無恙。

24. 人中色青

為寒證，人中隱現青色，多見於寒性痛經。

25. 人中呈暗綠色

多見於嚴重膽囊炎、膽絞痛、膽石症。

第八章　手部望診

一、形色手診

形色手診，是指由觀察掌面特定部位色澤的變化，斑點斑塊的浮現或消退，皮膚表面凸出凹陷、增厚變薄的變化，判斷對應臟器、組織的功能狀況及病變等。

(一)手部全息定位

根據「生物全息理論」，在掌面上確定機體臟器、組織的對應位置。近些年來，曾經出現了不少「手部全息定點陣圖」，但流傳較為廣泛的則是張延生的定點陣圖（圖8-1）。

形色手診中的氣，是指手部皮膚是否光潔、明亮、潤澤。如果皮膚光潔、明亮、潤澤，是為「有氣」的表現，提示機體健康狀況尚好；相反，手部皮膚晦暗、無光、枯槁，則為「無氣」的表現，提示機體素質較差，已患或將患大病、重病。「色」，是指掌面的顏色，據此判斷機體健康及疾病狀況。「形」，是指色澤在掌面所顯露的形狀，據此判斷疾病的輕重、病程的長短、預後情況等。

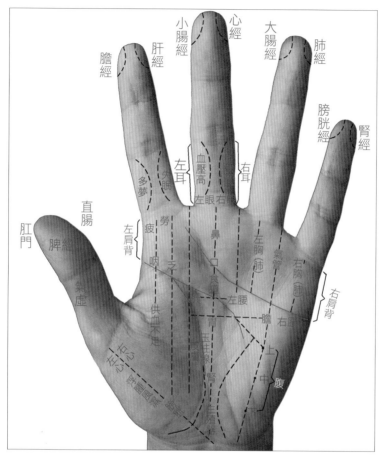

圖 8-1

(二)望　色

1.白　色

　　主氣虛，鬱閉，內寒證，慢性疼痛性炎症，貧血，失血症，肺部有疾病等。手掌哪個臟腑區域有白點或白片狀，提示哪個臟腑易患病。

2. 紅　色

主熱性疾病，充血性疾病等。

3. 青　色

主寒證、痛證；氣滯血瘀證；肝鬱不舒證。

4. 黃　色

主慢性疾病，黃疸病。

5. 黑　色

主惡性病變，腎臟病。

6. 暗　色

主體內新陳代謝功能較差。

(三) 望形態

1. 凸

是指氣色斑點比周圍皮膚較為凸起。提示罹患慢性疾病或占位性病變。

2. 凹

是指局部病位皮膚較周圍皮膚低凹。提示罹患慢性疾病的相應臟器出現萎縮性改變；手術後疤痕。

3. 浮

是指氣色斑點位置較淺，顯現於皮膚表層。提示病變部位表淺，病情較輕，病程較短。

4. 沉

是指氣色斑點位置深沉，出現在皮膚之內。提示病在裏、在內，病情較重，病程較長。

5. 微

是指氣色斑點顏色淺淡、微見。提示罹患虛證。

6. 甚

是指氣色斑點顏色深濃。提示罹患實證。

7. 散

是指氣色斑點較為鬆散。提示病情較輕，趨向痊癒。

8. 搏

是指氣色斑點密集。提示病情加重。

上述形態是動態的，不斷變化著的。可由浮轉沉，或由散轉搏，提示病情處於發展或加重之中。相反，則提示病情好轉或緩解。觀察這些變化，有助於判斷病情轉歸及預後，有較為重要的臨床意義。

二、掌紋望診

望掌紋診病，由來已久，並越來越受到眾多醫家和研究者的重視。近些年來，國內掌紋診病的研究出現了新氣象，湧現了一大批認真執著的掌紋學者，出版了一大批學術專著，涉及面較廣，理論上也達到了一定的深度。不過，在擴大診斷範圍，提高診斷準確率與特異性方面，則仍需繼續努力。

(一) 常見掌紋的名稱、位置及主病

人的常見掌紋有 16 條，其中 3 條為主線，13 條為輔助紋。為便於學習時熟練掌握及方便臨床應用，本書將其進行統一編號（圖 8-2）。

1. 第 1 線：又稱感情線

具體位置是從手掌的尺側開始，一直伸向食指與中指

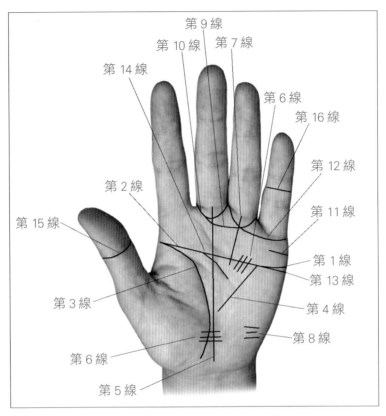

圖 8-2

之間的下方處，常以弧形、反向拋物線狀呈現。反映一個人感情特徵、婚姻生活模式、社交能力、人際關係。如果線上有雜亂紋或方形紋，提示易患心腦血管、中樞神經系統、呼吸系統、性功能、視神經等方面的疾病。

2. 第2線：又稱智慧線

　　健康、正常的第2線，其拋物線的最高點應位於手掌的中央位置，起始端發起於食指近節關節腔的邊緣處，且

向小魚際方向拋行，其終末端止於無名指的中線處。反映一個人的智商、記憶力、思維能力、應變能力、創造性、自製力等。如果線上有雜亂紋，提示易患精神、神經、心腦血管系統以及視神經疾病。智商的高低以及外傷等情況，都可以從第 2 線上得到反映。

3. 第 3 線：又稱本能線、生命線

正常的第 3 線，其起點位於食指指根紋與拇指指根紋的中點處，亦即木星丘與第一火星丘的分界線處。反映一個人的體質、活力、健康狀況、情慾等。

4. 第 4 線：又稱非健康線

該線起始於大魚際處（以不與第 3 線接觸為準），向小指方向斜行，一直延伸至第 1 線。該線越長越深，提示健康狀況越差。當身體狀況較差時，第 4 線會逐漸加深，待至身體康復時，會逐漸變淺。

5. 第 5 線：又稱命運線、事業線

起始於手掌下方，並通過掌心（亦即明堂），直達中指下方而終止。反映一個人身心健康的整個格局，以及工作、事業發展趨勢等。其線越長（甚至延及中指下），提示健康狀況越不好，主要是反映青少年時期的健康狀況較差。

6. 第 6 線：又稱干擾線

所有橫切各主線的或某些輔助紋、不正常紋，均可稱第 6 線，位置並不固定。可根據該線的位置、形態等，判斷人體哪些臟器發生了病變。

7. 第 7 線：又稱太陽線

是第 5 線的副線，位於無名指下，比第 5 線短。該線反映人的氣質、智慧、技藝、成功等。有此線提示呼吸系

統、心腦血管、神經系統疾患。

8. 第 8 線：又稱放縱線

位於月丘下方稍偏低處。其線粗長而不規則，且向第3 線方向延伸。有此線提示生活無規律，長期熬夜，心力交瘁，體力透支，或縱慾、酗酒、濫用鎮靜安眠、麻醉藥或毒品等。

9. 第 9 線：又稱過敏線

是指從食指與中指的指縫下緣向無名指與小指的指縫下緣相連接的一條弧線。該線反映人的情志狀態（敏銳、聰穎、多情等）以及性功能狀況。有此線提示過敏體質或易患神經官能症。

10. 第 10 線：又稱土星線

該線位於中指基底部，為一弧形的半月圓形紋線。該線提示肝氣鬱結，情志不暢，性格孤僻，眼疾（多有近視眼家族史），泌尿生殖系統疾病（男性為前列腺炎或前列腺增生症，女性為附件炎）等。

11. 第11 線：又稱性線、婚姻線

該線位於小指根底部下，第 1 線上，長度約為小指根底部的 1／2 左右。該線反映婚姻狀況。提示泌尿生殖系統，性功能、腎功能狀況等。

12. 第 12 線：又稱肝病線、肝分線

該線起始於第 1 線與小指根紋的中部，斜行延伸至無名指根底部下方；也有部分與小指下橫曲線相連。該線提示長期嗜酒，或不會飲酒，一飲即醉。有此線提示易患肝病（慢性肝炎、肝硬化、肝損傷等），長期接觸毒品；亦見於關節炎、痛風。

13. 第 13 線：又稱雪梨線

該線實際上是第 2 線發生變異後，一直延伸至手掌的尺側緣而形成。該線多見於免疫功能異常者，或為多種惡性病變信號。

14. 第 14 線：又稱通貫掌、斷掌

第 1 線與第 2 線合併後在手上出現一條紋線，且橫貫整個手掌，故稱通貫掌。該線提示遺傳傾向，其體質、性格、智商、年壽、所患疾病等方面，與其父母較為接近。

15. 第 15 線：又稱拇腹紋

是指拇指的腹部出現 1～2 條橫貫指腹的橫紋線。該線提示罹患隱匿型頑固性膽系功能不全綜合徵。

16. 第 16 線：又稱「小指橫紋」

是指小指上出現的橫紋線。有此線提示腎功能不佳。

（二）病理性掌紋

1. 炎症性掌紋

（1）「十」狀紋、「X」狀紋：是由兩條短紋或一長一短的紋線組合而成。正狀紋的意義要比斜狀紋的意義大。提示臟器功能失調，多為炎症性病變，病情較輕，並處於病變的早期；或提示病情向好的方向轉化，其病將癒。

（2）「米」狀紋：是由 3～4 條短紋組成的或正「米」狀或變形「米」狀紋。提示對應臟器氣滯血瘀。在心區，預示發生冠心病（心絞痛）；在膽區（異位），提示膽囊有炎症或結石；在腕橫紋上方，提示宮頸糜爛。

（3）方形、菱形、橢圓形紋中見「米」狀紋：提示炎症日久不癒，病情纏綿。

2. 慢性疾病

（1）「井」狀紋：是由4條短線所組成的四角形樣紋線。該紋呈動態變化，能演變成「米」狀紋，或「井」、「米」狀紋同時存在。提示慢性炎症，且炎症時間較長，但變化緩慢，一般不會發生實質性變化。巽位（木星丘、肝膽區）出現該紋，提示膽囊有炎症，但無結石；震位（第一火星丘、性慾區）出現該紋，提示胃潰瘍。

（2）環形紋：如同環樣形狀，環心中多夾有雜紋。提示外傷史，疾病惡變的初期。如第1線中部被環狀紋覆蓋，提示肺病。

（3）格子紋：是由多條橫豎狀細紋組成的一種多格子狀紋線。提示對應的臟器功能衰退，病情有加重的可能。坤位（太陽丘）見此紋，提示性功能衰退。

（4）菱形紋、斜長方形紋：提示手術史、外傷史、陳舊性病變，依其大小判斷病情的輕重。

3. 功能障礙性病變掌紋

常出現三角紋，多與菱形紋連接在一起。若在掌心（明堂）出現，提示冠心病。且所預示的病情比「米」狀紋輕，但比「十」狀紋重，並有向「米」狀紋發展的趨勢。

4. 突發性病變掌紋

星狀紋：形狀常呈五角星狀。提示缺血性腦血管病。出現在第2線，提示頭痛；出現在第3線，提示突發性疾病。

5. 良、惡性病變掌紋

方形紋：又稱保護紋，是由4條短線而組成的正方形或長方形紋線。若位於第3線，提示各種疤痕（包括外傷、手術等諸多因素所致）；位於第1線末端中指下，提

示食管癌。

6. 先天器質性病變掌紋

在臟器定位的主線上，見及斷斷續續或斷裂的紋線。

7. 進行性病變、形成性病變掌紋

見半封閉或未合攏的島紋，提示進行性病變。一旦島紋合攏，就出現病變。

8. 危重性病變掌紋

橢圓形、菱形、斜長方形、方形、「井」狀紋、「米」狀紋、圓形紋、X狀紋及點狀紋，其中的2～3種紋線套合在一起，不同類型符號的套合，提示一病出現多種症候，病情較為兇險。

9. 惡性病變掌紋

褐色斑點紋，應引起足夠的重視。

①其色灰暗，提示潰瘍或陳舊性病灶。

②紅褐色、茶褐色，提示癌症早期。

③黑褐色，提示癌症中後期。

④亦見於結核病、免疫系統病變。

10. 其他掌紋

（1）島紋（紋線如同島嶼，可大可小，可獨立存在，可連續不斷，可相互套疊）、魚形紋（如同魚形）見較小紋線（越小越有意義）：提示腫瘤、囊腫或炎性腫塊；過大的島紋，提示所在區域對應的臟器較為虛弱。此線提示局部康復，但未根治。出現在第1線上，提示體弱多病。

（2）波狀紋、蛇行紋：提示心血管疾病，乙醇性肝損害。

（3）中斷紋：提示重病。

（4）不勻稱紋（整條紋線粗細不一）：提示心臟功能衰弱。

（三）手掌九星丘畫分法

1. 手掌九星丘的畫分

是根據宇宙中太陽系的九大星體，按照中醫學的「天人合一」理論來進行畫分的。九星丘與九宮八卦相吻合，說明採用不同的方法，從不同的角度來進行觀察研究事物的一般規律，能得出一致的結果，其方法無疑是科學的、正確的。

2. 九星丘（九宮八卦）的意義（圖8-3，圖8-4）

（1）木星丘（巽宮）：代表肝膽功能。見其丘高聳，色粉紅，提示肝膽功能良好。見紋線散亂無序，皮粗，提

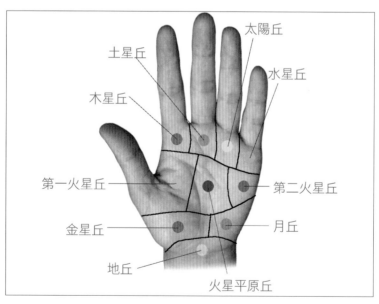

圖 8-3

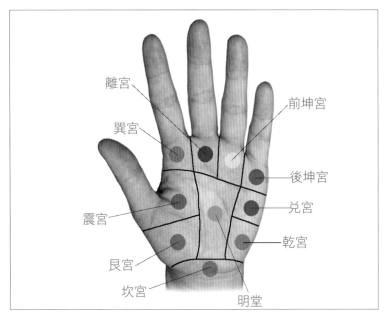

圖 8-4

示肝膽功能有病變;色暗,意義更大。出現三角紋,提示多次接觸過毒品;出現方形紋,提示肝膽解毒功能下降;出現不規則環形紋,提示脂肪肝。

(2)土星丘(離宮):代表心臟功能。紋線散亂,色暗,提示心臟功能衰弱;過於低陷,青筋浮起,提示心力衰弱,或心火亢盛。

(3)太陽丘、水星丘(坤宮):代表小腹功能。紋線散亂,且有異常符號,皮粗,色暗,提示泌尿、生殖功能病變;低陷,筋浮,膚色白,提示生殖功能衰弱,女性易患宮寒不孕症。

(4)第二火星丘(兌宮):代表呼吸系統功能。其丘

隆起，色紅潤，提示身體健康，呼吸功能正常；紋理紊亂，皮粗，色暗，提示呼吸功能薄弱；其丘低陷，筋浮，膚色枯白，提示呼吸系統慢性炎症，易患肺氣腫、肺心病。

（5）月丘（乾宮）：代表心理狀況和呼吸功能。其丘隆起，色正常，提示心理健康、正常；紋線紊亂，皮粗，提示心情抑鬱，神經衰弱；其丘低陷，膚色白，筋浮骨顯，提示呼吸功能衰弱。

（6）地丘（坎宮）：代表泌尿、生殖系統功能。其丘隆起，軟而光潤，提示泌尿、生殖系統功能良好；其丘低陷，青筋浮起，提示泌尿、生殖系統功能較差，易致繼發性感染；第2線在此開口，提示痔疾；見有菱形紋、十狀紋，提示前列腺炎，陽痿、早洩，尿道炎以及子宮、肛門等病變。地丘紋線紊亂，提示腎功能較差，易患不孕不育症。

（7）金星丘（艮宮）：代表脾胃功能。其丘隆起，軟而光潤，提示脾胃功能良好；紋理紊亂，皮粗，色暗，提示脾胃功能較差；靜脈浮顯，提示便秘、便乾；色暗呈片狀，提示脾胃不和。

（8）第一火星丘（震宮）：代表神經系統功能。紅潤發達，提示體質強壯；過於發達，提示易怒好鬥；毛狀紋、星紋，干擾紋較多，提示神經官能症；縱紋多，提示支氣管炎，或易患喉癌。其丘蒼白，肉較薄，提示性功能較差；出現田狀紋，提示胃潰瘍。

（9）火星平原丘（明堂）：代表心血管功能。明堂稍凹，色正常，提示情緒穩定，身體健康；紋線紊亂，提示心情憂鬱，不寐，身體虛弱；膚色青暗，提示近期可能患病；灼熱，提示虛火上升，易患慢性消耗性疾病或掌心風

病；冰涼，掌色枯白，提示消化液分泌功能較差，健康人明堂大多是冬暖而夏涼。

(四)手掌5條主線的流年畫分法

1.第1線流年畫分法

從小指至食指根底部的中點處，分別向下畫一條垂直線，與第1線相交處，即為年齡數，其起始端（小指側）年齡數小，逐漸增大，依次排列，如圖8-5所示。

2.第2線流年畫分法

從小指至食指共有四指，在各指根底部的中點處，分別向下畫一條垂直線，與第2線相交處，即為年齡數，其起始端（小指側）年齡數小，逐漸增大，依次排列，如圖8-6所示。

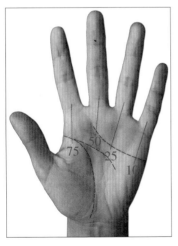

圖 8-5

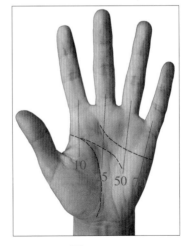

圖 8-6

3. 第 3 線流年 3 種畫分法

（1）第 1 種：從食指至小指四指間的指縫及小指的外側，分別向第 3 線平行各畫一條弧狀線，相交點分別為 20 歲、40 歲、60 歲、80 歲等（圖 8-7）。

（2）第 2 種：從食指根中點與腕橫紋拇指根相連接，小指根外側 B 點與金星丘中點 A 點相連接，其相交的三大主線點，均為 35 歲（圖 8-8）。

（3）第 3 種：若第 3 線弧度過長，全長中心位置定為 40 歲年齡區，以此按走向不同推算各點年齡（圖 8-9）。

4. 第 5 線流年畫分法

從小指下部中點處向第 3 線的末端相互連接畫一條斜線，與第 5 線相交點定為 20 歲年齡區，與其他兩條主線相交點分別為 35 歲、50 歲年齡區（圖 8-10）。

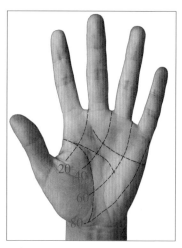

圖 8-7

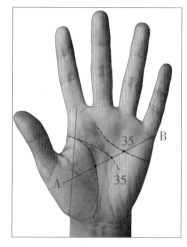

圖 8-8

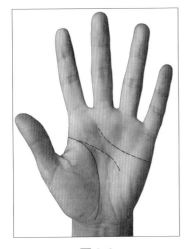

圖 8-9

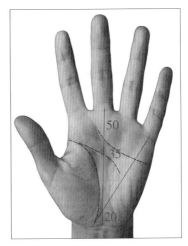

圖 8-10

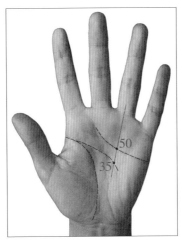

圖 8-11

5. 第 7 線流年畫分法

第 7 線由下向上觀察，見年齡數逐漸增高。若在哪個年齡區見有明顯的第 7 線，提示該年齡區為身體最佳健康期（圖 8-11）。

三、指掌、手型望診

(一)指掌望診

1. 手掌大小魚際及指端腹面膚色鮮紅，皮膚變薄，壓之褪色，稱為朱砂掌，又稱肝掌。提示肝臟瘀血鬱阻；兩手掌青絡較多，提示陽虛陰寒內盛。

2. 雙于指尖膨大呈杵狀，或如鼓槌，稱為杵狀指，又稱槌狀指。提示支氣管擴張、肺源性心臟病、肺癌、發紺型先天性心臟病等。

3. 指掌關節紅腫或皮色不變，屈伸不便且疼痛；或指掌關節變形如同梭狀且強直，屈伸不利，稱指掌關節變形。提示風濕熱痹。

4. 手掌指間距較窄，提示性情急躁，心胸狹隘，易患十二指腸潰瘍、結核病、鬱證等；手掌指間距較寬，提示性情豁達開朗，易患血脂過高，肥胖症及心、腦血管疾病。

5. 手掌魚際肌膚紅赤，提示熱邪入裏，部位在胃；魚際肌膚青色，提示脾胃虛寒；魚際肌膚青、黑、赤色並現，提示寒熱往來相兼；魚際肌膚色青而短小，提示元氣衰少；魚際色黑，提示瘀血或氣虛；魚際絡脈呈赤色而或紅色或近黑色，提示痹證。

(二)手型望診

手型，即手掌的外形特徵。由對手型的望診，能對某些疾病進行診斷。常見的手型有以下 6 種。

1. 原始形

手掌外形短而彎曲，指結如同樹根樣厚硬而粗糙，掌背青筋浮露，皮膚色澤較深，指背三約紋深而雜亂，其狀如同原始人之手掌（圖8-12）。提示體質較好，即使患病亦較為輕微。但性情急躁，易患高血壓症和呼吸系統疾病。

2. 圓錐形

手形與指形均較細長，指頭亦較為尖小，且纖細而柔軟，皮膚較白，指背三約紋較淡，青筋隱而不露，全手肌肉柔軟而富有彈性，其手形似圓錐（圖8-13）。提示脾胃功能較差，易患消化系統疾病，及至中、老年時，易患風濕痹痛等。

3. 竹節形

手掌外形較為修長，指關節較為突出，手背筋肉和血管隆起明顯，皮膚顏色較深，手背三約紋較為明顯可見，

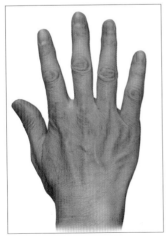

圖8-12

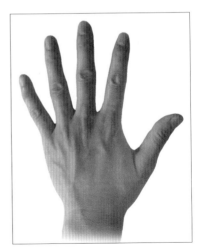

圖8-13

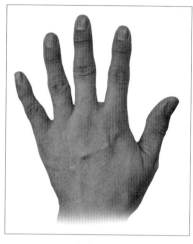

圖 8-14

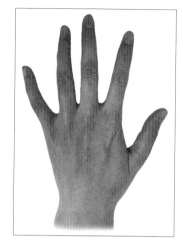

圖 8-15

其手形狀如竹節（圖 8-14）。提示多思多慮，善於思考問題，但卻常因用腦過度而致體力較差，其呼吸、泌尿、生殖等系統功能較為薄弱。

4. 柔弱形

手指柔弱而無力，指、掌較薄而略帶彎曲，指端較尖，皮膚較白，青筋顯露較為明顯（圖 8-15）。提示健康狀況較差，易患神經衰弱，泌尿、生殖、呼吸系統疾病。

5. 湯匙形

手掌筋骨結實有力，掌指較厚方正，指尖粗大如同湯匙，多見於體型魁梧、高大者（圖 8-16）。提示身體健康，但性情急躁易怒，易患高血壓症、糖尿病等。

6. 四方形

手掌外形平直而方正，筋骨粗大，厚而堅實，除手指外，手腕部亦接近四方狀，手背三約紋較淡（圖 8-17）。

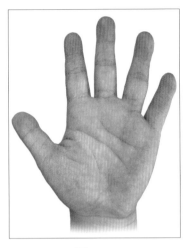

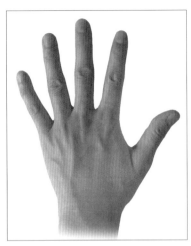

圖 8-16　　　　　　　圖 5-17

提示體力尚好，精力充沛，全身發育狀況良好。

(三)五指望診

5 個手指分別反映不同年齡階段的健康狀況，如拇指反映幼年時期，食指反映青年時期，中指反映壯年時期，無名指反映中年時期，小指反映老年時期（圖 8-18）。

1. 五指均飽滿而有力，發育完好無損，提示身體正常、健康，無

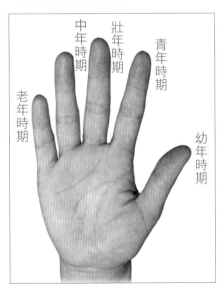

圖 8-18

大疾患；如有某一指頭特別瘦弱或明顯偏曲，提示與其相應年齡段的健康狀況較差，脾胃多較衰弱。

2. 指端紅潤，提示氣血充足；指端蒼白，提示氣血不足；指端紫晦，提示瘀血。

3. 方指形手，提示身體健康，但易患神經衰弱和結石症；指尖呈湯匙形，提示體質酸性，易患心、腦血管病及糖尿病；手指呈圓錐形，易患胸部（包括胸腔）疾患；手指呈細長形，易患胃腸病、抑鬱症；手指呈混合形（5個指頭分別屬不同類型）者，提示抵抗力強，一般情況下不易患病；手指呈鼓槌形，提示易患慢性呼吸系統或循環系統疾病。

4. 拇指圓長強壯，指節長度較為平均一致，提示身體健康；拇指過分粗壯，提示性情急躁，易動肝火；拇指過於扁平、薄弱，提示體質較差；並見彎曲，則提示神經衰弱；拇指中節（第2指節）散亂多紋，且中節（第2指節）屈紋線紊亂不清，提示精神緊張，易患頭痛、不寐等；拇指節較為短小，且過於堅硬，不易彎曲，提示易患高血壓症、中風、頭痛以及心臟病等。

5. 食指以圓秀強壯為佳。手指筆直，且可與中指密合，提示肝膽功能良好；食指過長或過短，提示少年時期多病或患有營養不良症；食指末節（第1指節）過長，提示體質較差；食指中節（第2指節）過粗，提示鈣質吸收不良，骨骼、牙齒較早引起損壞；食指近節（第3指節）過短，提示易患精神、神經系統疾病。食指蒼白而瘦弱，提示肝膽功能稍差，經常精神不振，容易疲勞；食指頭偏曲，指節縫隙較大而紋路散亂，提示在肝膽病影響下，導致脾胃納食、運化功能失常。

6. 中指圓長而健壯，3 個指節長短較為平均一致，指節柔而不弱，指形筆直，提示元氣充足，身體正常、健康；中指蒼白，細小而瘦，提示心血管系統功能不足或貧血；指頭偏曲，指節漏縫，提示心與小腸功能較弱；3 個指節不對稱，中節（中間一節）特別長，提示精力不足，鈣質代謝失常，易患骨骼與牙齒疾患。中指偏短（從手背中指指節點測量至指尖，其長度小於手掌），提示從少年至中壯年時期身體一直健康、無大疾，但老年時期易患肺臟及腎臟疾病；中指偏長，提示性情溫和，多愁善感，易患心、腦血管疾病；指掌等長，提示陰陽氣血處於統一、平衡狀態，身體素質較好，健康而無大疾。

7. 無名指宜圓秀健壯，指節長短較為平均一致，直而不曲，指屈紋清爽，提示健康、正常指型。無名指過長或過短，提示中年時期臟腑功能受損，或內臟有疾病；無名指過於短小，提示元氣不足，體力欠佳；無名指蒼白而細小，提示泌尿、生殖系統功能較差；無名指近節（根部一節）過於衰弱，提示生殖能力與內分泌功能較為薄弱；無名指中節（第 2 指節）過長或蒼白、瘦弱，提示鈣質吸收不良，以致骨骼、牙齒均較為脆弱易損；指頭偏曲，指節間漏縫，提示神經衰弱、情志抑鬱或泌尿系統疾患。

8. 小指以挺長明直、各指節長短平均一致為佳，提示脾胃健運，新陳代謝正常。小指較為短小，提示老年時期易患心、脾、腎不足之患；小指蒼白而瘦弱，提示消化系統失調，吸收障礙，出現便秘或泄瀉；小指側彎，手掌皮膚乾燥，提示消化吸收功能障礙，消化能力較差；小指彎曲，提示肺活量小，易患呼吸系統疾患。

第九章 呼吸系統疾病

一、慢性支氣管炎

慢性支氣管炎，簡稱「慢支」。是指氣管、支氣管黏膜及其周圍組織的慢性非特異性炎症。

【耳診】支氣管穴區見丘疹（圖 9-1），或點狀白色變暗紅隆起，均提示慢性支氣管炎。

【甲診】

1. 拇指、食指甲面見縱溝（圖 9-2），提示慢性支氣管炎。指甲彎曲，甲壁增厚，提示病程較長。

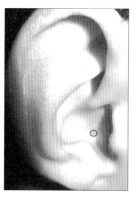

圖 9-1

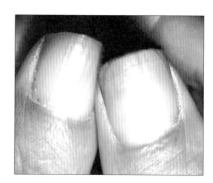

圖 9-2

　　2. 無名指甲前端增寬，或見粗細不等凸條變（圖9-3）；無名指甲紅變，甲根光變，甲緣缺變或翹變，前緣不整齊；小指甲外緣斜缺變，前端紫紅變，均提示慢性支氣管炎。

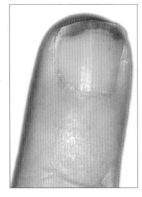

圖9-3

　　【面診】鼻頭小而鼻孔大，並稍向上翹起；或鼻脊骨向外凸出，肌肉既瘦又薄，提示「慢支」穩定期。

　　【掌紋診】

　　1. 第1線前端分支較多，見樹枝樣分叉（圖9-4），提示慢性支氣管炎。

　　2. 第1線前段（即無名指至中指下的一段）分支較多且紊亂，或見數條細小第6線，或見方形紋（圖9-5），或見三角紋、「井」狀紋，或見第9線，均提示慢性支氣管炎。

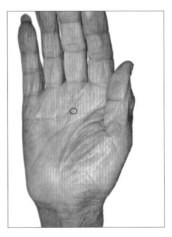

圖9-4

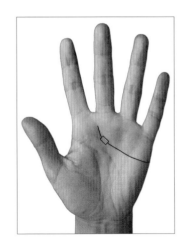

圖9-5

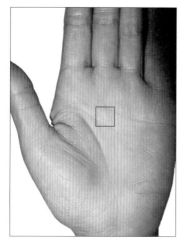 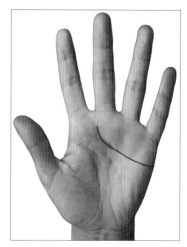

圖 9-6　　　　　　　　　　圖 9-7

3. 支氣管區見「井」狀紋（圖 9-6），提示慢性支氣管炎。

【形色手診】支氣管區見較紅的斑片（塊）或白色凸起，提示慢性支氣管炎（圖 9-7）。

【舌脈診】舌下絡脈（靜脈）變粗、瘀血，黏膜發紅（圖 9-8），提示慢性支氣管炎病程較長。

二、支氣管哮喘

支氣管哮喘，簡稱「哮喘」。是由外源性或內在的過敏原或非過敏原等因素，致使支氣管平滑肌痙攣，黏膜腫脹，分泌物增加，從而發生以不可逆性阻塞為特點的常見的變態反應性疾病。

【耳診】肺穴區及前 1/3 處見白色或紅色小點或斑點，

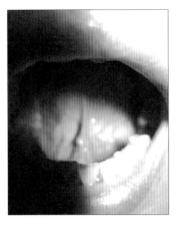
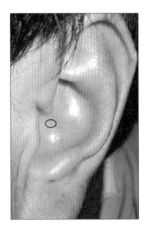

圖 9-8　　　　　　　　　　　　圖 9-9

界限不清晰（圖 9-9），提示支氣管哮喘。

【甲診】

　1. 食指或無名指甲近端增寬；無名指比其他指略大，見灰白或蒼白變；甲面較平滑，無光澤，均提示支氣管哮喘。

　2. 甲色紫變，提示哮喘急性發作。

　3. 甲中見紫條紋，甲緣缺變或翹變，皮帶寬大（圖 9-10），甲皮粘連，皮囊呈咖啡色變，提示哮喘輕度發作。

【掌紋診】第 1、2 線變淺，隱約可見；可見第 9 線或第 10 線；自第 1 線尾端至咽區紋線深而雜亂，較模糊、暗淡，均提示支氣管哮喘。

【形色手診】明堂（天庭）變窄，偶見隆起；掌面肝區擴大；掌面支氣管區、肺區、腎區隱約見暗斑，均提示支

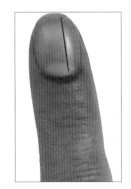

圖 9-10

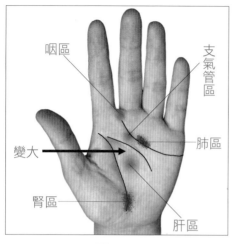

咽區

支氣管區

變大

肺區

腎區

肝區

圖 9-11

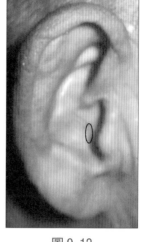

圖 9-12

氣管哮喘（圖 9-11）。

　　【目診】眼瞼輕度浮腫與塌陷；雙目突出，呈發作性奇癢，結膜水腫，輕度充血，提示支氣管哮喘。

三、支氣管擴張

　　支氣管擴張，簡稱「支擴」。是較常見的慢性支氣管化膿性疾病，大多繼發於呼吸道感染和支氣管阻塞，由於支氣管壁被損壞而導致支氣管擴張。

　　【耳診】支氣管穴區見細小毛細血管擴張（9-12），提示支氣管擴張。

　　【甲診】無名指甲某一部位見鏈條變（圖 9-13），或點狀變或不規則逗點變，均提示支氣管擴張。

　　【面診】面部顴骨周圍皮膚出現較細的毛細血管（圖

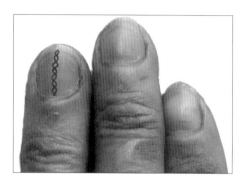

圖 9-13

9-14），提示支氣管擴張。

　　【掌紋診】第 1 線分支較多，較紊亂（圖 9-15）；或無名指下見幾條細小的第 6 線；第 1 線見細小分支，均提示支氣管擴張。

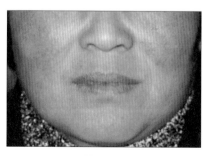

圖 9-14

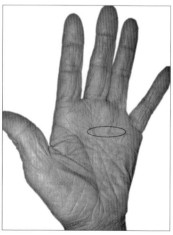

圖 9-15

第十章　消化系統疾病

一、慢性胃炎

慢性胃炎系指由不同病因引起的各種慢性胃黏膜炎性病變。

【耳診】

1. 耳部胃穴區見增生隆起（圖 10-1），提示慢性淺表性胃炎。隆起大小，反映患病時間長短。見凸起，3～5 年病程；隆起半個綠豆大小，約 10 年病程；大於半個綠豆大小，病程在 10 年以上。

2. 胃穴區呈點、片狀白色隆起（圖 10-2），提示慢性萎縮性胃炎。以拇指、食指輕拉耳廓，中指在耳背胃穴區向前頂起，呈明顯點、片狀白色隆起，提示慢性萎縮性胃炎急性發作。

【甲診】

1. 中指甲根見細小凸條變，並呈毛玻璃變；甲色淡紅色，或蒼白色，或灰白色，顏色的深淺與病情的輕重成正比；皮帶較窄，撕裂；甲皮分離（圖 10-3）；甲周皮緣過度角化；皮膚毛糙，提示慢性淺表性胃炎。

2. 中指甲根見細小凹變；甲色較白；皮緣過度角化；皮膚、皮帶撕裂，提示慢性萎縮性胃炎。病情輕者，軟組

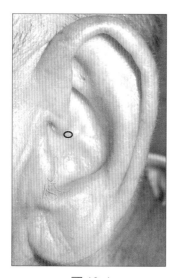

圖 10-1

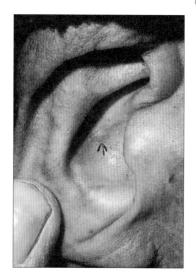

圖 10-2

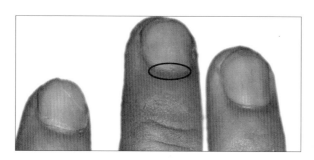

圖 10-3

織無改變；病情重者，軟組織乾癟瘦陷。

　　3. 中指甲根見白環（圖 10-4）；甲皮分離，提示慢性萎縮性胃炎。

　　4. 拇指甲有塊凹變（圖 10-5），或見數條較明顯的凸縱條變，提示慢性胃炎。

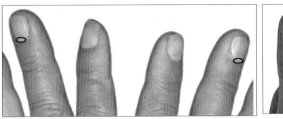

圖 10-4

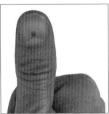

圖 10-5

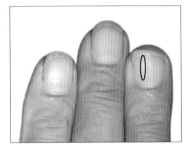

圖 10-6

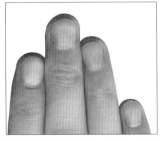

圖 10-7

5. 中指甲根紅變；無名指不規則粗條變（圖 10-6），提示慢性胃竇炎急性發作，並與胃竇部潰瘍同時發生。

6. 中指指甲兩側呈方形，提示胃竇炎信號（圖 10- 7）。

【掌紋診】

1. 第 3 線中央有一條橫干擾線，雙手掌震位有橫凹溝（圖 10-8），提示胃炎、消化不良信號。

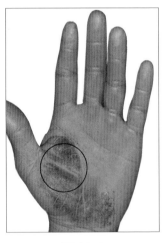

圖 10-8

2. 第 1 線上中指下方有小方紋或小豎干擾線（圖 10-9），提示慢性胃炎信號。

3. 天庭（明堂）變窄，第 1 線過伸，直至木星丘（巽位）邊緣（圖 10-10），提示慢性淺表性胃炎。

【目診】

1. 瞼結膜有條索狀血管增生，局部充血；球結膜區有

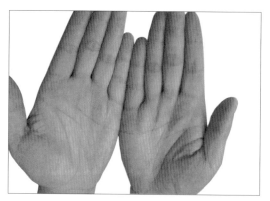

圖 10-9

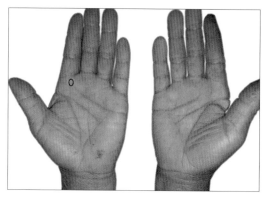

圖 10-10

雙條血管擴張（圖 10-11），提示慢性胃炎信號。

2. 球結膜有明顯的條索樣血管走向虹膜，血管盡頭處有一明顯的黑點（圖 10-12），提示慢性胃炎信號。

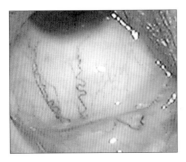 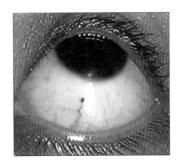

圖 10-11　　　　　　　　圖 10-12

二、胃下垂

胃下垂是指站立時，胃的下緣降至盆腔，胃小彎弧線最低點降至髂嵴連線以下的一種病症。

【甲診】

1. 中指甲灰白變，無光澤（圖 10-13）；中指甲皮分離明顯，有白環（圖 10-14）；甲周軟組織角質層增厚、粗糙；皮囊有皺襞，提示無症狀型胃下垂。

2. 中指甲見厚大、平滑；甲面見黃或白色影印或斑塊；甲皮緊緊粘連，提示症狀型胃下垂。

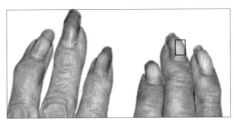

圖 10-13

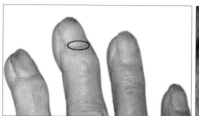

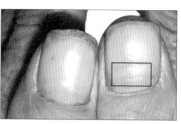

圖 10-14　　　　　　　　圖 10-13

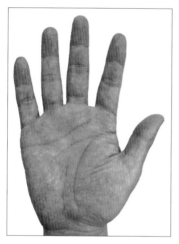

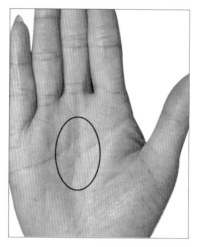

圖 10-16　　　　　　　　圖 10-17

3. 中指甲見厚大、平滑，甲面見黑條變；拇指甲見高低不平橫條變（圖 10-15），提示嚴重型胃下垂。

【掌紋診】

1. 第 1 線在無名指或中指下成弧行走向，使手掌坎區增大（圖 10-16），提示胃下垂信號。

2. 第 5 線頂端有長形豎島紋（圖 10-17），提示胃下垂信號。

三、胃腸功能紊亂

胃腸功能紊亂又稱胃腸神經官能症。本病大多是由精神因素所致，症狀以胃腸道運動功能紊亂為主。

【形色手診】拇指向後彎曲，指尖偏細，提示胃腸功能紊亂。

【掌紋診】第 1 線延長，尾端進入食指、中指間指縫內，甚至抵達食指根下緣（圖 10–18）；第 2 線向下方延伸可達乾位（圖 10–19）；並見第 9 線（圖 10–20），提示胃腸功能紊亂。

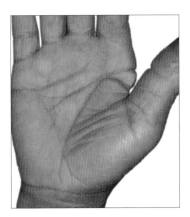

圖 10–18

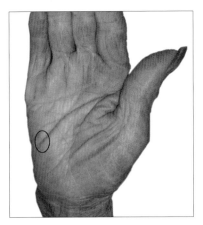

圖 10–19

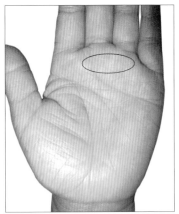

圖 10–20

四、胃潰瘍

胃潰瘍是指發生於胃部的一種慢性潰瘍。

【耳診】左耳胃穴區耳背對應處，見粟米樣結節（圖 10-21）。

【甲診】

1. 拇指甲枯萎無榮澤，並見大小不等的橫凹條（圖 10-22），提示胃潰瘍。橫凹條變的大小與潰瘍的嚴重程度成正比。

2. 中指甲呈粗細不等的凹凸條變（圖 10-23），並呈一不規則、分叉的凸條變（極似彎曲的樹枝）；甲皮分離；見白環；皮帶紅腫或呈咖啡色，提示胃體部潰瘍。

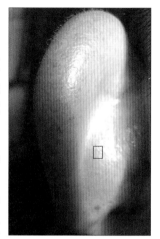

圖 10-21

3. 甲色呈膚色變，提示慢性潰瘍合併炎症。

4. 中指中央紅變處見明顯紅絲，提示胃潰瘍、胃炎合

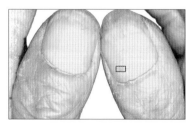

圖 10-22

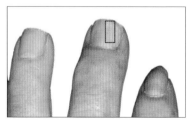

圖 10-23

併出血。左手見此，
提示胃大彎炎性出
血；右手見此，提示
胃小彎炎性出血。

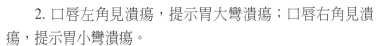

圖 10-24

【面診】

1. 印堂發青、發
黑，提示胃潰瘍（圖
10-24）。顏色越明顯，疼痛越嚴重。

2. 口唇左角見潰瘍，提示胃大彎潰瘍；口唇右角見潰
瘍，提示胃小彎潰瘍。

【掌紋診】

1. 第 2 線曲度消失，平直不圓滑，見分裂（圖 10-
25）；掌面胃 1 區見「米」狀紋和長葉狀小島紋，並見紅
色斑點；掌面胃 2 區見局限性凸變（圖 10-26），皮下呈
暗黃或暗褐色變，提示胃潰瘍，出現的位置與潰瘍病灶相

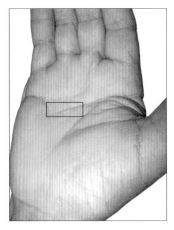

圖 10-25

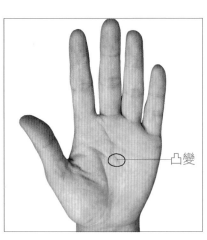

凸變

圖 10-26

吻合。

2. 掌面皮膚較平整，無凹凸感；皮下見暗色，提示曾經患過潰瘍病，目前已好轉，但胃黏膜尚未恢復至原來的水準。

【目診】

1. 長期目癢，乾澀不適，角膜見灰色小點；瞳孔間隔不寬不窄，眼窩下陷較明顯，提示胃潰瘍。

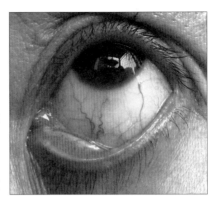

圖 10-27

2. 瞳孔下方（時鐘位置 6 點處），白睛（球結膜）上毛細血管充血、擴張，呈紅黑色變，提示胃潰瘍（圖 10-27）。

【舌診】

1. 舌苔黃，提示胃潰瘍合併炎症。

2. 舌邊清晰，舌苔圓而光滑，並見缺損，提示消化性潰瘍。

五、十二指腸潰瘍

十二指腸潰瘍是指發生於十二指腸部的一種消化性潰瘍。

【耳診】十二指腸穴區呈小片狀凹變，色紅潤或暗紅（圖 10-28），提示十二指腸潰瘍。

【甲診】右手中指皮囊呈紅腫脹變，或呈咖啡色腫脹

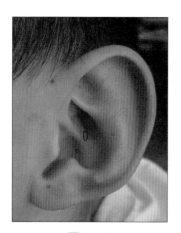

圖 10-28

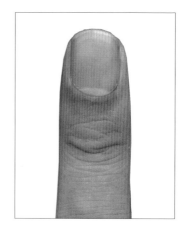

圖 10-29

變，甲皮分離（圖 10-29）；甲根白環增大或紅變；還見點塊深紅變；其他指甲皮囊呈咖啡色變，提示十二指腸潰瘍。

【目診】兩目瞳孔的下方（時鐘位置 6 點鐘），白睛（鞏膜）間毛細血管擴張、充血或紅黑變，提示十二指腸潰瘍。

【掌紋診】掌面胃 1 區見「米」狀紋和狹長葉狀小島紋，伴黃色或白色斑點

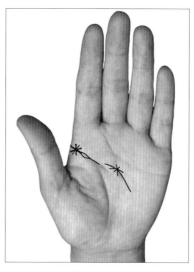

圖 10-30

變；掌面胃 2 區見「米」狀紋，提示十二指腸潰瘍（圖 10-30）。

六、脂肪肝

脂肪肝，是指各種原因或疾病所引起的肝細胞內的脂肪大量堆積。它並不屬一種獨立的疾病，原因不同，臨床症狀也不同，輕重度也很不一致，一般可分為輕、中、重3度。當脂肪在肝細胞內沉積過多，引起結構和成分改變時，可影響其肝臟的正常功能。經適當治療後，輕、中度患者可得以恢復，重度者則很難治癒，最終演變成肝硬化。脂肪肝也有造成猝死的危險。

【耳診】肝穴區呈片狀隆起（圖10–31），質地較柔軟，似海綿樣，提示脂肪肝。

【目診】人較肥胖，眼瞼周圍或頸部見一個獨立的、較大的黃色素瘤（圖10–32），提示脂肪肝。

【形色手診】手掌較豐滿、肥厚，色澤紅活油潤，或見紅、白相間斑點（圖10–33）；四指併攏，指間無漏縫

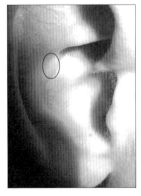

圖10–31

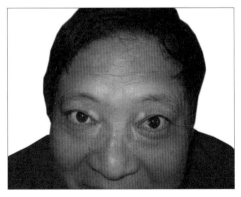

圖10–32

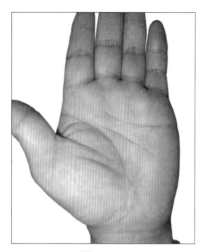

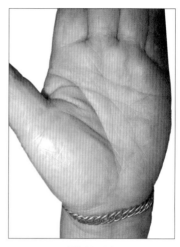

圖 10-33 圖 10-34

（圖 10-34），提示脂肪肝。

七、肝硬化

肝硬化是一種以肝臟損害為主要表現的慢性全身性疾病。是各種致病因素持久反覆作用於肝臟組織，引起肝細胞變性、壞死和再生、纖維組織增生等一系列病理變化，最後導致肝臟組織結構形體異常，質體變硬的一種疾病。

【耳診】

1. 肝穴區結節狀隆起（圖 10-35），質地較硬；肝穴區結節邊緣暗紅變；肝穴區結節邊緣較清晰，提示肝硬化。

2. 肝陽Ⅰ至肝陽Ⅱ穴區結節隆起；肝陽Ⅰ至Ⅱ穴區見紅點或紅斑（圖 10-36），提示肝硬化。

【甲診】甲體圓而彎曲；甲色蒼白或深紅變；皮囊蒼

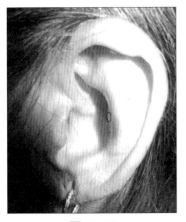

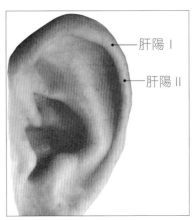

圖 10-35　　　　　　　　　　圖 10-36

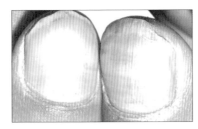

圖 10-37

白無血色或咖啡色變（圖 10-37），提示肝硬化。

【目診】兩目黃染，提示膽汁型肝硬化。

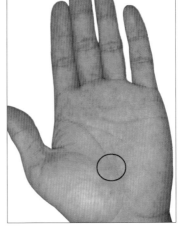

圖 10-38

【面診】面部見蟹爪紋（蜘蛛痣），提示肝硬化失代償期。

【掌紋診】第 3 線只走到全程一半（圖 10-38），提示有家族性肝硬化病史。

八、肝病後肝大

正常成年人的肝臟位置，當平靜呼吸時，其上界位於右鎖骨中線的第 5 肋間，其下緣隱藏於肋緣之後；當深呼吸時，一般不能觸及或剛可觸及肝臟，也有少數人肝左葉可在劍突下觸及，但一般不超過 3 公分，邊緣銳利，表面光滑，質地柔軟，無壓痛。當各種原因造成肝臟受損而發生病變時，使得肝臟體積增大，以致在肋緣下可被觸及，稱為肝病後肝大。肝病後肝腫大並不是一種獨立的疾病，而是一種臨床體徵。

【耳診】肝穴區條狀隆起，邊界清晰（圖 10-39），提示肝病後肝大。

【掌紋診】

1. 第 2 線與第 3 線間的角度增大，右手第 2 線略抬高；第 3 線中斷；靠掌心處略呈白變，稍下方或外側呈萎黃變；第 3 線上端及拇指外緣見暗青色，枯槁而無色澤；第 3 線肝區邊緣見島紋；沿第 4 線周圍見暗斑，均提示肝病後肝大。

2. 肝區見第 6 線、「米」狀紋，提示肝病後肝大（圖 10-40）。

【舌脈診】舌脈（舌下靜脈）青紫、瘀阻、增粗（圖 10-41），提示肝病後肝大時間較長，病情較嚴重。

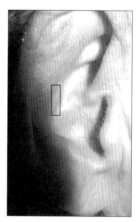

圖 10-39

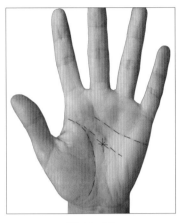

圖 10-40

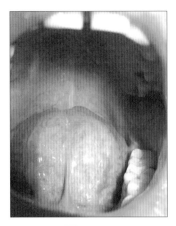

圖 10-41

九、膽囊炎

膽囊炎是指各種原因引起膽囊內產生炎症的一種疾病。常有急、慢性之分。可以是原發性的,即不伴有膽囊結石的;也可以是繼發性的,即在膽囊結石的基礎上發生炎症的。

【耳診】

1. 膽穴區對應耳背見點、片狀充血或紅暈,有光澤;膽穴區見一條充盈擴張的毛細血管(圖 10-42),均提示膽囊炎。

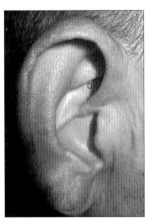

圖 10-42

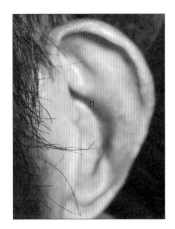

圖 10-43

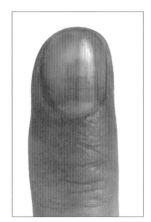

圖 10-44

2. 膽穴區見粟米樣結節（圖 10-43），提示慢性膽囊炎，病程在 10 年以內；膽穴區見黃豆或綠豆樣結節，提示慢性膽囊炎，病程在 10 年以上。

【甲診】

1. 中指甲見格子狀變（圖 10- 44），提示增厚型膽囊炎（代謝性膽囊炎）。

2. 中指甲見凹凸條變或鏈條變；無名指甲見一層淺薄的灰色吸附層（朦朧狀變），提示萎縮型膽囊炎（重症感染性膽囊炎）。

3. 中指甲、無名指甲呈多條大小不等的斷裂凸條變；甲質毛糙，不平滑；皮帶較緊縮呈分層變（圖 10-45），提示混合型慢性膽囊炎。

4. 中指甲琉璃瓦變（圖 10-46）；部分無名指亦呈琉璃瓦變，提示膽囊炎好轉靜止期。

【掌紋診】掌面膽 1 區紋理紊亂呈網狀變，並見「十」、

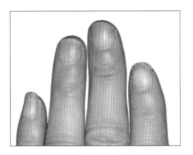

圖 10-45

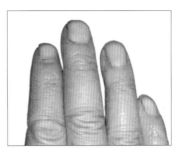

圖 10-46

「口」、「⊠」、「⊞」等紋
線（圖 10-47）；掌面膽 2 區
呈白色或白中帶紅或暗黃斑
點，提示膽囊炎。

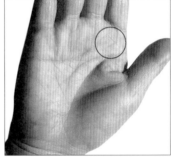

圖 10-47

十、膽石症

　　膽石症是指膽道系統（包
括膽囊、膽管和肝管）中的任何部位
發生結石的一種疾病。據有關資料顯
示，我國人群中大約 10%的人患有膽
石症。

　　【耳診】耳穴膽區見粟米至綠豆
大小腫物（圖 10- 48），質地較硬，
提示膽石症。其大小與膽囊結石的大
小成正比。質地越硬，提示結石形成
的時間越長。

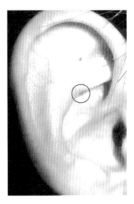

圖 10-48

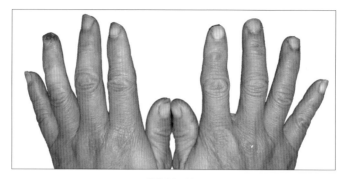

圖 10-49

【甲診】

1. 甲形見扇形（圖 10-49）；甲面見大塊、弧形的凹變（圖 10-50），提示膽石症。

2. 右手中指甲呈一凸條變；甲根淺白，毛糙（圖 10-51）；無名指甲根見亮

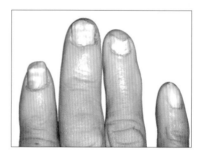

圖 10-50

斑，或見一平行的淡紫色斑條；甲面還見鉛色或淡灰色斑塊，提示單個型結石。

3. 十指甲均見凸條變，並以中指甲最明顯；十指甲根均見白環；部分中指甲前緣見缺變（圖 10-52），提示肝管結石。

【掌紋診】

1. 拇指掌腹面見第 15 線（拇腹線），耳部腫瘤區有電信號；第 15 線見 1～2 個圓形小島紋；異位紋理紊亂；掌面膽 1 區（食指下異位）見凹變，並見「米」、「井」、

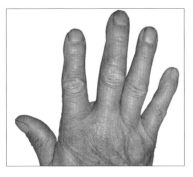
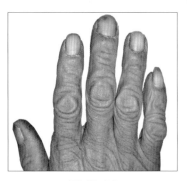

圖 10-51　　　　　　　　圖 10-52

「田」、「十」等狀紋，並見紅、白色斑點；掌面膽 2 區見「米」狀紋（圖 10–53），提示肝管結石。

2. 掌面膽區深紅色變，邊緣暗黃（圖 10–54），提示泥沙型膽囊結石。

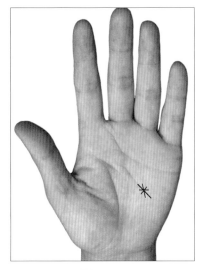
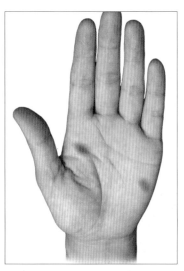

圖 10-53　　　　　　　　圖 10-54

十一、膽囊息肉樣變

　　膽囊息肉樣變，是膽囊黏膜發生局限性隆起樣病變的統稱。包括膽囊內黏膜的隆起樣病變（如炎性息肉、膽固醇性息肉等）以及發生於膽囊內的良性腫瘤（如乳頭狀腺瘤、非乳頭狀腺瘤等），又稱腺瘤樣息肉。現已確認，腺瘤樣息肉為癌前期病變，應高度警惕。

　　【耳診】膽囊穴區見贅生凸起（圖 10-55），提示膽囊息肉樣變。贅生凸起的大小與膽囊息肉成正比。

　　【掌紋診】掌面膽 1 區內的紋線變淺、變淡，甚至消失；掌面膽 2 區見灰黃變或凸起青、白斑塊，提示膽囊息肉樣變（圖 10-56）。

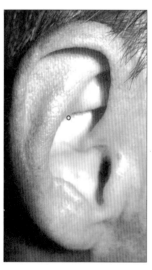

圖 10-55

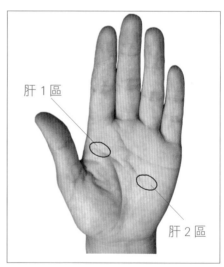

肝 1 區

肝 2 區

圖 10-56

第十一章　心臟血管疾病

一、風濕性心臟病

風濕性心臟病，又稱風濕性心瓣膜病，簡稱「風心病」。是指急性風濕性心臟炎症所遺留下來的以心瓣膜病變為主要表現的一種心臟病。在慢性瓣膜病的基礎上，患者可有風濕炎症長期反覆發作，此類患者稱作「活動性風濕病」。

【舌脈診】舌下青筋（靜脈、絡脈）怒張（圖11-1），提示風濕性心臟病病程較長。

【耳診】心穴區呈點狀白變；邊緣暗紅變，或暗紅丘疹變；邊緣不清晰，一般有光澤（圖11-2），提示風濕性心臟病。

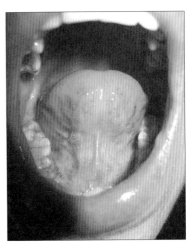

圖 11-1

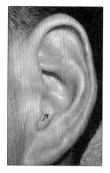
圖 11-2

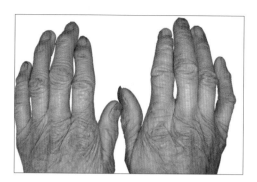
圖 11-3

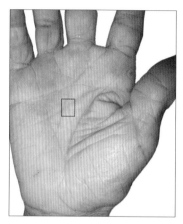
圖 11-4

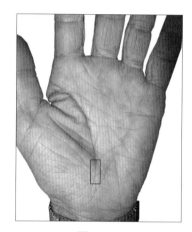
圖 11-5

【甲診】食指或中指甲見凹陷、橫形斑塊（圖 11-3），提示風濕性心臟病。

【掌紋診】第 2 線見「十」狀紋或「米」狀紋（圖 11-4）；第 2 線斷裂或天庭（明堂、掌心）見分叉，並見 2～3 條分支（圖 11-4）；第 3 線尾端見第 6 線（圖 11-5）；拇指根青筋顯露，見「米」狀紋；各手指呈鼓槌變（圖 11-6），提示風濕性心臟病。

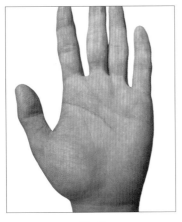

11-6

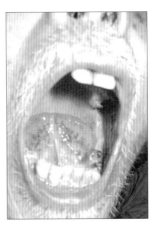

圖 11-7

二、慢性肺源性心臟病

慢性肺源性心臟病，簡稱「肺心病」，是心血管系統較常見的一種疾病。係由於肺部、胸廓或肺動脈的慢性病變所引起的肺循環阻力增加，進而引起右心室肥厚，最後發展為右心衰竭的一種心臟病。由慢性肺功能不全所致者，尚可因缺氧和高碳酸血症影響全身各部位重要器官，造成嚴重的功能衰竭，故本病是以肺、心功能障礙為主要表現的全身性疾病。在氣候寒冷的地區，本病的發病率較高。

【舌脈診】舌下絡脈（靜脈）曲張，紫暗或蚯蚓團狀（圖 11-7）；細小靜脈呈樹枝狀向舌外伸展，提示慢性肺源性心臟病。色鮮紅，提示病情較穩定；色紫暗或有出血點，提示病情危重難治。

【耳診】心、肺穴區見紫暗或紅色斑點、斑塊（圖 11-8），提示慢性肺源性心臟病。

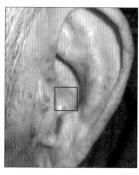

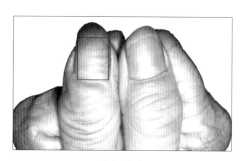

圖 11-8　　　　　　　　　　圖 11-9

【甲診】拇指甲見正方形變、凹凸條變（圖 11-9），或白點，或暗紫色橫條變；其餘指甲見長方形變；甲面半月瓣（痕）多，指甲稍向上翹起；甲色黃暗或青紫，無血色；指甲較常人稍厚，呈棱狀變，或凹變，或鏈狀變，提示慢性肺源性心臟病。

【形色手診】手指杵狀，俗稱「杵狀指」；或手掌見四方狀，棱角清晰；手背青筋（靜脈）顯露，清晰（圖 11-10）；手掌或手背呈紫紅、紫藍、淡紫色變；手掌部分肌肉隆起、腫脹，鬆軟無力，提示慢性肺源性心臟病。

【掌紋診】第 1 線見「‖‖」狀紋；第 2 線見較深「十」狀紋或島紋；第 3 線見第 6 線；第 3 線中段見島紋；第 4 線見島紋並與第 1 線相接；第 5 線末端見三叉紋，且向上行至中指根，提示慢性肺源性心臟病（圖 11-11）。

三、病毒性心肌炎

病毒性心肌炎，是由於病毒感染而引起的心肌局灶性

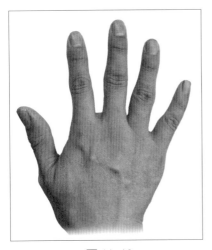

圖 11-10

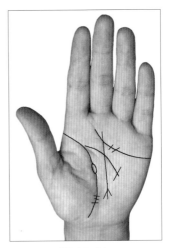

圖 11-11

或彌漫性炎性病變。根據病情的不同性
質，常分為急性、亞急性和慢性等多種
類型。

　　【耳診】心穴區見脫屑或粟米樣結
節（圖 11-12），提示病毒性心肌炎。

　　【甲診】

　　1. 食指甲呈橫行凹條狀變；甲色蒼
白，稍見光澤；甲前緣見較明顯的紅、
白兩線；甲皮粘連，提示無症狀型心肌
炎。

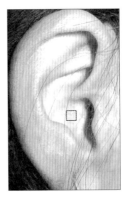

圖 11-12

　　2. 食指甲中上或前緣見凹陷斑塊（圖 11-13）；甲色
蒼白或淡紅，有光澤，但較淡薄；某一位置見紅斑（圖
11-14），提示症狀型心肌炎。

　　3. 食指、中指、無名指、小指指甲見明顯的凹粗條

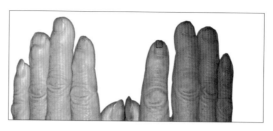

圖 11-13

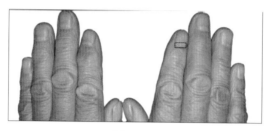

圖 11-14

變；甲色較白或呈紫灰黑變；甲質薄弱；甲皮粘連，提示遷延不癒的風濕性心肌炎，病程在 3～5 年內。

4. 甲薄而狹長，前寬後窄；皮帶增寬；無名指寬大，呈紫或紅斑變，提示遷延不癒的風濕性心肌炎，病程超過 6～7 年。

四、心絞痛

心絞痛，是冠狀動脈發生硬化、狹窄和（或）痙攣，心肌發生急劇而短暫的缺血、缺氧而引起的臨床綜合徵。是冠心病中最常見的一種類型。

【耳診】心穴區血管呈海星狀，弧狀、環狀、條段

狀、點狀及蝌蚪狀等形態改變，並見紅或暗紅或暗灰變等；耳垂見明顯、清晰的耳褶徵（冠心溝、皺褶紋）（圖11–15），提示心絞痛。

【甲診】食指甲外形見偏歪不正（圖11–16）；食指甲呈粗細不等凸條變（圖11–17）；食指甲中央呈白玉狀變，周圍紅變，提示心絞痛未發作，但容易發作。

【形色手診】呈四方端正手形，指節較短而粗壯，指端粗大，見鼓槌指或「壁虎指」；掌色紅或紫紅，大魚際見暗紅斑點；手掌浮腫，肌肉鬆弛、軟弱，壓之見凹陷，無彈性，感覺麻木，各手指關節缺乏靈活自如運動；拇指根中央處，見白色條索狀物隆起；拇指根兩側，色澤青暗，青筋（靜脈）浮露，提示心絞痛。

【掌紋診】第1線見鏈狀變（圖11–18）；食指下端近第1線處見「米」狀紋；第2線尾端見「米」狀紋；第3線尾端見島紋或星狀紋；或見第6線，橫切處為發病年齡段；明堂（中指對下處）見

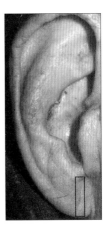

圖 11–15

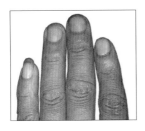

圖 11–16

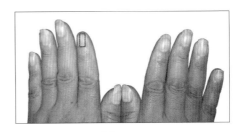

圖 11–17

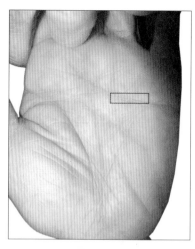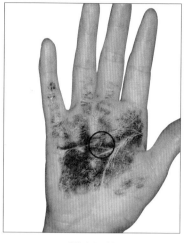

圖 11-18　　　　　　　　　　圖 11-19

「十」狀紋，提示心絞痛（圖 11-19）。

【舌脈診】舌下靜脈（絡脈）怒張，提示心絞痛嚴重。

五、心肌梗塞

　　心肌梗塞，是由冠狀動脈閉塞，血流中斷，使部分心肌因嚴重的持久性缺血而發生局部壞死所致。心肌梗塞絕大部分係由冠狀動脈硬化所引起；少數見於梅毒性主動脈炎累及冠狀動脈開口，結締組織疾病（風濕性疾病）或冠狀動脈栓塞所引起。

　　【耳診】

　　1. 心穴區見點狀或片狀充血或紅暈，提示心肌梗塞急性發作期。

　　2. 心穴區見點狀或小片狀暗紅或棕褐色（圖 11-

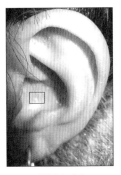

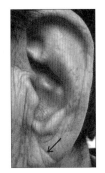

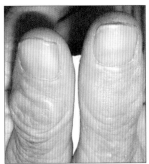

圖 11-20　　　　　圖 11-21　　　　　圖 11-22

20），提示心肌梗塞緩解期。

　　3. 耳垂耳褶徵（冠心溝、皺褶紋）清晰而明顯（圖 11-21），提示罹患冠心病。

　　【甲診】拇指甲見黃變（圖 11-22）、寬厚變、波浪狀變；食指甲見黃變、寬厚變、兩層樣變等；拇指、食指甲周軟組織均呈過度角化，角化組織內見游離的小塊呈分離變，提示心肌梗塞。

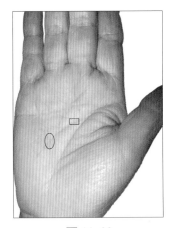

圖 11-23

　　【掌紋診】第 2 線見「米」狀紋或島紋（圖 11-23），並見畸裂（斷）；第 3 線尾端見「米」狀紋；第 3 線中間見波浪紋；明堂（天庭）（中指對下處）見「十」狀紋；酸區擴大，提示心肌梗塞（圖 11-24）。

　　【舌脈診】舌下靜脈（絡脈）呈囊柱狀或粗枝狀曲張變（圖 11-25），提示心肌梗塞即將發生。

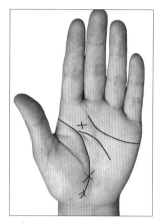

圖 11-24

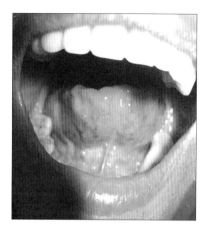

11-25

六、隱性冠心病

隱性冠心病若無臨床症狀與體徵，但有心肌缺血的心電圖改變，心肌無組織形態改變，稱為隱性冠心病。

【耳診】耳垂耳褶徵不明顯，隱約可見；或隱約不通稱為隱心溝（圖11-26），提示隱性冠心病。

【甲診】食指甲比其他指甲稍增厚，黃變；甲根較白，並呈方形變（圖11-27）；甲周軟組織過度角化；甲皮粘連，提示隱性冠心病。

【目診】外眥角呈鉤狀增生，提示心血管系統疾病（圖11-28）。

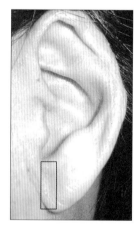

圖 11-26

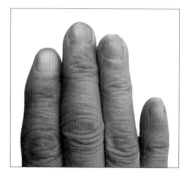

圖 11-27

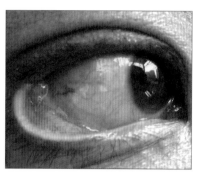

圖 11-28

七、腦血栓形成

　　腦血栓形成，是指在腦動脈的顱內、外段動脈管壁處發生病變，尤其是在動脈粥樣硬化的基礎上，發生血液的有形成分凝聚，致使動脈管腔明顯狹窄或閉死，引起相應部位的腦部發生梗塞，從而引起一系列臨床症狀。

　　【耳診】耳垂見褶紋；皮質下穴區見暗灰色變，無光澤（圖 11-29），提示腦血栓形成。

　　【人中診】人中溝道歪斜不正，提示腦血栓形成。

　　【掌紋診】明堂（天庭，中指對下處）見明顯、清晰的「十」狀紋（圖 11-30）；掌面各指節絡脈（靜脈）怒張（圖 11-31），提示腦血栓形成。

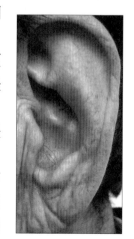

圖 11-29

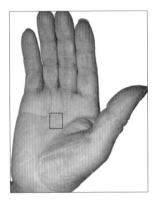

圖 11-30

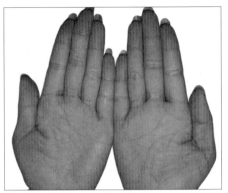

圖 11-31

【舌診】舌痿，舌尖質紫暗，苔白膩，提示元氣敗脫，神明散亂，病情危重。

八、腦動脈硬化症

腦動脈硬化症，是由於脂質沉積於腦動脈內壁，以致腦動脈發生粥樣硬化、小動脈硬化、微小動脈玻璃樣變等腦動脈變性病變，由此導致慢性、進行性腦缺血、缺氧，表現為腦功能障礙、精神障礙和局灶性損害等慢性腦病綜合徵。

【耳診】心穴區見環狀褶皺，提示腦動脈硬化症。

【甲診】

1. 食指甲見凸條紋（圖 11- 32），提示腦動脈硬化。見於左手，提示右側病變；見於右手，提示左側病變；甲中間見及，提示腦正中病變。

2. 拇指甲或中指甲見塊狀灰白變；中指甲或食指甲見較明顯、不規則凹變（圖 11-33），提示腦萎縮。病情越

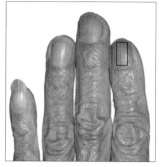

圖 11-32

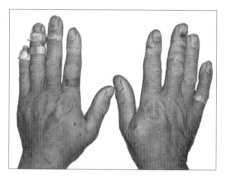

圖 11-33

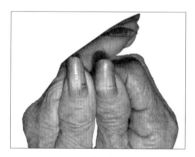

圖 11-34

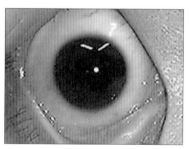

圖 11-35

嚴重，甲面越彎曲（圖 11-34），常成正比。

【頭診】頭頂凹陷變，提示典型腦萎縮。病情越嚴重，凹面越大，常成正比。

【目診】黑睛（虹膜）毛細血管見瘀血（圖 11-35），提示腦動脈硬化。

【掌紋診】第 2 線近末端見「米」狀紋（圖 11-36）；第 3 線中間見波浪紋；拇指根紋理僵直，青筋（靜脈）顯露；第 1 線紅變（高血壓紋）；見血脂丘；酸區擴大，提示腦動脈硬化（圖 11-37）。

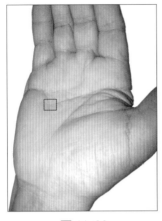

圖 11–36

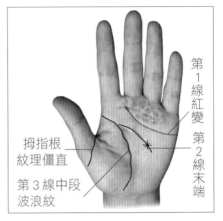

圖 11–37

第 1 線紅變
第 2 線末端
拇指根紋理僵直
第 3 線中段波浪紋

【舌診】

1. 舌下靜脈（絡脈）擴大、怒張，提示腦動脈硬化。

2. 舌體萎縮，不能自然伸展、轉動（圖 11–38），提示腦動脈硬化。

九、原發性高血壓

原發性高血壓是一種以動脈血壓持續升高，或神經功能失調表現為臨床特徵，並伴有動脈、心臟、腦和腎等器官病理性改變的全身性疾病。

高血壓也作為某種疾病的一種症狀表現，如腎臟疾病、內分泌疾病、顱內疾病等，均可發生高血壓症狀，稱為繼發性或症狀性高血壓。

【耳診】耳垂既圓又大（圖 11- 39）；並見耳褶徵，提示原發性高血壓。

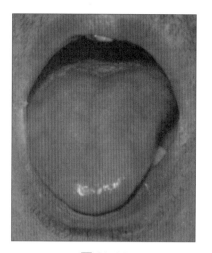

圖 11-38

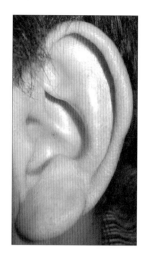

圖 11-39

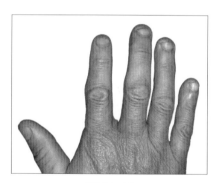

圖 11-40

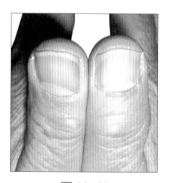

圖 11-41

　　【甲診】多數見短甲（圖 11- 40）；雙拇指甲見扁平闊甲，短小而堅硬；半月瓣（痕）偏大，甚至超過整個指甲的 1/3（圖 11-41），提示原發性高血壓。

　　【目診】黑睛（虹膜）毛細血管見瘀血（見圖 11-35），提示原發性高血壓。

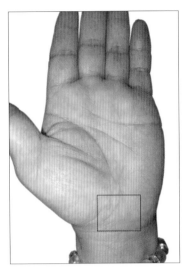

圖11-42

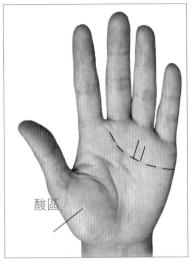

酸區

圖11-43

【掌紋診】第3線尾端向坎位延伸（圖11-42）；無名指下見兩條平行的第6線，並伸向第1線；酸區擴大（圖11-43），提示原發性高血壓。

【舌脈診】舌下毛細血管充血、擴張；舌下靜脈（絡脈）呈藍紫變（圖11-44），提示原發性高血壓。

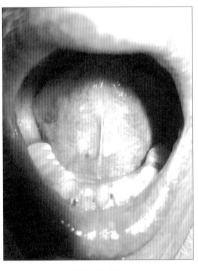

圖11-44

十、血壓不平衡綜合徵

　　健康人的左右兩側血壓基本上是相等的，如果左右兩側血壓並不相等，甚至超過 0.7kPa（5 mmHg）以上，而且出現一系列臨床症狀的，就稱為「血壓不平衡綜合徵」。

　　【掌紋診】第 1 線與第 2 線及第 2 線與第 3 線之間，均見「十」狀紋；左右兩手掌面色澤不一致，提示血壓不平衡綜合徵。血壓偏高側，色澤較紅潤；血壓偏低側，色澤較枯淡（圖 11–45）。

　　【甲診】拇指、食指均見橫行、不規則的凹變；甲根見白環，提示血壓不平衡綜合徵。

　　【耳診】耳廓見斜行的皺褶紋（暈溝），提示血壓不平衡綜合徵（圖 11–46）。

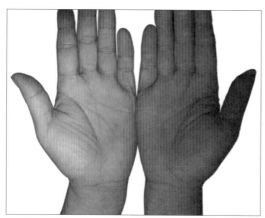

圖 11–45

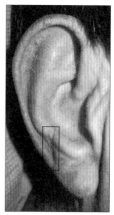

圖 11–46

第十二章 內分泌及代謝性疾病

一、甲狀腺功能亢進症

甲狀腺功能亢進症，簡稱「甲亢」。是由於甲狀腺激素分泌過多所致的一組臨床常見的內分泌疾病。病理上以甲狀腺腫大，同時有多種臟器和組織病變為特徵，臨床上以代謝率增高和神經興奮性增高為主要表現。

【舌診】舌前半部或全舌呈規律性分佈的紅赤點狀物（圖 12-1），提示甲狀腺功能亢進症。

【目診】眼球明顯突出；眼瞼回縮，眼裂增寬，眼球平直而向前注視（凝視）；眼瞼腫脹增厚。上眼瞼翻轉時常困難；眼瞼活動呈呆滯狀；當目睛向下視物時，上瞼不能隨同眼球而呈下垂狀，提示甲狀腺功能亢進症。

【掌紋診】第 2 線呈鏈狀或羽毛狀（圖 12-2），並有方形紋或較小島紋或大量、細小的第 6 線；第 2 線與第 3 線靠近處見有島紋（圖 12-3）；第 3 線既短又小；掌色

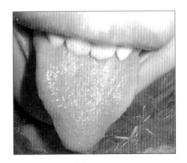

圖 12-1

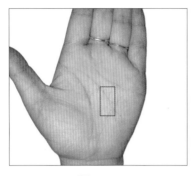

圖 12-2

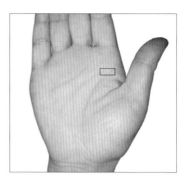

圖 12-3

較暗淡無光，其青、紅兩色分佈不均勻；食指與中指縫間的下方見暗紅斑點，提示甲狀腺功能亢進症。

二、圍絕經期綜合徵

　　一般婦女在 45～55 歲之間，卵巢功能逐漸衰退直至完全消失，即從生殖年齡過渡到失去生殖功能的時期，這一段過渡時期稱為圍絕經期。部分婦女在自然絕經前後或因其他原因喪失了卵巢的功能以後，出現一系列以自主神經功能失調為主的綜合徵，稱為圍絕經期綜合徵。

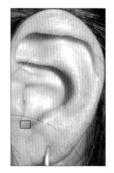

　　【耳診】腹穴區毛細血管浮越而顯見；內分泌穴區或周圍見小結節（圖12-4），提示圍絕經期綜合徵。

　　【面診】面部見色素沉著斑，提示圍絕經期綜合徵。斑塊越大、色素越深，其症狀就越明顯、突出。斑塊的大小、色素

圖 12-4

的濃淡程度與症狀的輕重成正
比。

【人中診】人中溝道變淺、
平坦，見暗青色變；人中溝道見
縱條紋，並從口唇處向鼻部方向
延伸，提示圍絕經期綜合徵。

【掌紋診】掌面第 1～3
線，均見第 6 線（第 6 線較淺而
細小）；第 3 線很難形成弧線
（拋物線），較淺淡而不深刻
（圖 12-5）；掌色較紅，尤以
乾位（小魚際下部）更明顯、突
出（圖 12-5）；小魚際外緣膨
隆呈圓弧變，提示圍絕經期綜合
徵（圖 12-6）。

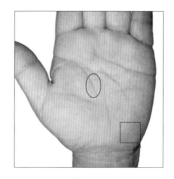

圖 12-5

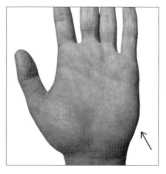

圖 12-6

三、糖尿病

糖尿病是一種臨床常見的有遺傳因素
的內分泌－代謝性疾病，因胰島素分泌相
對或絕對不足以及靶細胞對胰島素敏感性
降低，從而引起糖、蛋白質、脂肪和繼發
的維生素、水、電解質代謝紊亂，並以高
血糖為主要特徵的一組疾病。

【耳診】內分泌穴區見紅色斑點（圖
12-7）或片狀色斑，提示糖尿病。顏色越

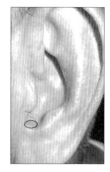

圖 12-7

紅，提示病情越嚴重。斑點或色斑的紅色程度與病情的輕重成正比。

【甲診】中指甲呈凹甲變（圖12-8）或闊甲變；其他甲面見凸條變，尤以食指甲與無名指甲最突出、明顯（圖12-9）；甲底或甲根見淡藍色變，提示糖尿病。

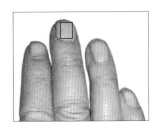

圖12-8

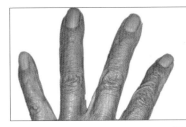

圖12-9

【目診】瞳孔較大，視物模糊不清；一側瞳孔向外方斜視，以左眼多見；球結膜見囊狀或棱狀變，常見粟米大小的深紅色斑點，提示糖尿病。

【掌紋診】

1.第3線近末端見星狀紋或較大三角島紋（圖12-10）；第3線見較明顯的第6線（圖12-11）；第3線正常曲度消

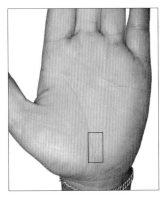

圖12-10

失，變得平直，且較淺淡而不深刻（圖12-12），提示糠尿病。

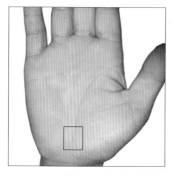
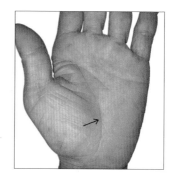

圖 12-11　　　　　　　　圖 12-12

2. 手指呈湯匙變（圖 12- 13），並見震顫，提示糖尿病病情嚴重。

四、高血脂症

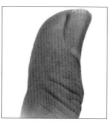

圖 12-13

高血脂症是指血液中的脂類物質含量超過正常限值。血脂一般包括膽固醇、磷脂、三醯甘油以及游離脂肪酸等脂質。

【目診】較肥胖，眼瞼周圍或頸部見一個獨立的、較大的黃色素瘤（圖 12-14），提示高血脂症。

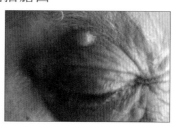

圖 12-14

【手診】第 1 線在無名指下見 1～2 條豎狀紋與其相接或橫切；在豎狀紋的兩旁見脂肪墊隆起（圖 12-15）；乾、艮位處見脂肪丘隆起；酸區擴大；5 個手指根見脂肪堆積；掌色紅、白相間，提示高

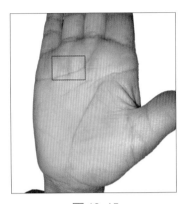

圖 12-15

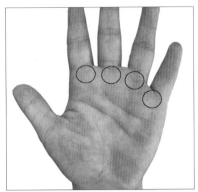

圖 12-16

血脂症（圖 12-16）。

五、痛　風

痛風是一組長期嘌呤代謝紊亂所致。以高尿酸血症、急性關節炎反覆發作，痛風石形成，慢性關節炎和關節畸形，腎實質性病變和尿酸結石形成為特徵的疾病。

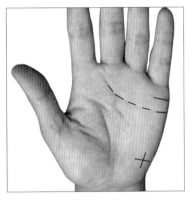

圖 12-17

【手足診】

1. 第 1 線上方見一條與第 1 線平行的紋線，長度不超過無名指；月丘內見單個「十」狀紋（圖 12-17），提示痛風。

2. 足拇趾外側方處見綠豆至大豆樣「痛風石」，提示痛風病程較久。病程越長，「痛風石」就越大。

第十三章 神經系統疾病

一、神經衰弱

神經衰弱是神經官能症中的一種。是一種以慢性疲勞，情緒不穩，自主神經功能紊亂，以及突出的興奮與疲勞為其臨床特徵，並伴有軀體症狀和睡眠障礙的神經官能症。

【甲診】甲較大，多為細長甲形（圖13-1）；並見蒼白變；甲根半月瓣較小，或無半月瓣（圖13-2），提示神經衰弱。

【目診】

1. 眼瞼浮腫；球結膜上方見紅絲（毛細血管）（圖13-3），提示神經衰弱。

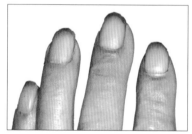

圖 13-1

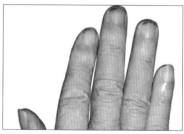

圖 13-2

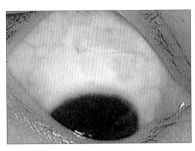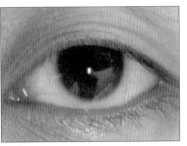

圖 13-3　　　　　　　　　圖 13-4

2. 眼瞼邊緣呈青色或黑色變（圖 13-4），提示神經衰弱伴失眠。

【面診】面呈「甲」字形（亦即頭蓋骨較大，約占整個面部的一半或以上，前額部較寬，下巴尖細），牙齒缺少，提示神經衰弱。

【掌紋診】

1. 第 1 線見小島紋（圖 13-5）；第 1 線向食指方向延伸，甚至達食指根底（即異位，圖 13-5），提示神經衰弱。

2. 第 2 線淺淡，在天庭（明堂）形成分支（圖 13-6）；或向下方延長與第 3 線相接，甚至垂向乾位；或在尾端形成分支；或見明顯的第 6 線（圖 13-6）；或見較大島紋，均提示神經衰弱。

3. 中老年人食指下掌面有雜亂紋或有明顯的「米」字紋（圖 13-7），提示長期失眠、神經衰弱信號。

【形色手診】手形呈墨魚（烏賊）骨形變，手指各關節大小不等；手掌平坦，無脂肪層堆積，提示神經衰弱。

【舌診】舌尖質淡白，舌體顫抖，伸出後尤甚；舌尖心肺區見粗細不同的紅色或絳色刺狀物（點刺），均提示

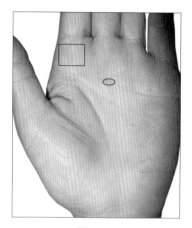 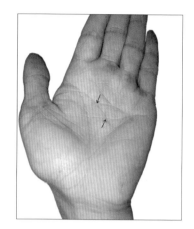

圖 13-5 　　　　　　　　　　圖 13-6

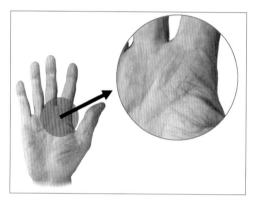

圖 13-7

神經衰弱。

二、頭　痛

　　頭痛是許多疾病中的一種常見的自覺症狀，一般是指頭部上半部自眼眶以上至枕下區之間的疼痛，可出現於許

多急、慢性疾病之中。

頭痛也是致病性因素（傷害性刺激）作用於機體後所產生的一種主觀性感受，並於頭部出現疼痛的一種臨床症狀。頭痛也可以是痛覺傳導纖維或各級調節痛覺的中樞或調節痛覺的鎮痛結構發生了病變所致。頭痛還可以是頸部或面部的各種病變所引起的牽涉性疼痛。頭痛發生時，常伴有一定的情感性反應，但在其反應的程度方面，則在個體之間存在著很大的差異。

【耳診】

1. 額、顳、枕及枕穴區下方均見片狀紅暈並隆起（圖13-8）；在頭痛反應區均見圓形條索或結節呈片狀增厚，有壓痛，提示全頭痛。

2. 枕穴區及下方見隆起；枕穴區或下方呈點狀或片狀紅點或紅暈；或點片邊緣見紅暈，均提示頭頂痛。

3. 額穴區呈點、片狀紅暈；或點狀白色邊緣見紅暈，提示前頭痛。額穴區見圓形隆起；心穴區見褶皺，有光澤，提示病程較長，症狀反覆發作。

4. 額穴區呈點、片狀紅暈或點狀白色，邊緣有紅暈；也可見點狀或片狀隆起；心穴區有褶皺與光澤，均提示偏頭痛。

5. 枕穴區呈點、片狀紅暈或點、片狀白色邊緣見紅暈；也可見片狀隆起，提示後頭痛。

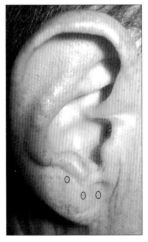

圖 13-8

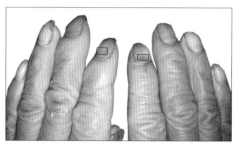

圖 13-9

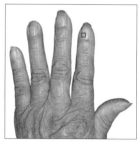

圖 13-10

【甲診】

1. 食指甲見 1～2 條橫形凹條（圖 13-9），甲色較蒼老，無光澤；甲根皮囊見數粒小疹子；皮帶邊緣石灰樣變，均提示風濕性頭痛。

2. 食指甲彎曲，或見凹點，均提示實質性炎症所致頭痛。色紅，提示活動性病變；常色，提示穩定性病變。左手食指提示左頭痛；右手食指提示右頭痛。

3. 食指甲見一塊較明顯紅斑（圖 13-10），形態較複雜，提示實質性局部充血所致頭痛。

【掌紋診】

1. 第 1 線斷裂並與第 2 線相接（圖 13-11）；第 2 線見方形紋、三角紋、「米」狀紋或小島紋（圖 13-12）；第 2 線斷裂或變淺，近末端見明顯第 6 線；或鏈條變，均提示血管神經性頭痛。

2. 第 2 線延長，並向下方延伸達乾位；第 2 線畸變，天庭（明堂）有分支並與第 3 線相接；或尾端見分支；第 3 線尾端見分支，並形成「個」狀紋，均提示神經衰弱性頭痛。

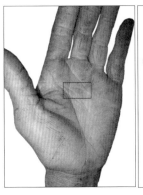
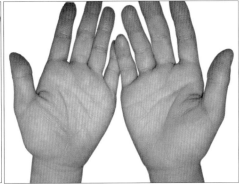

圖 13-11　　　　　　　　　　圖 13-12

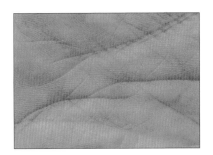

圖 13-13

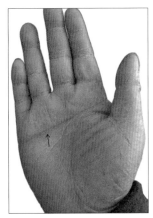

圖 13-14

3. 第 2 線斷裂；或見三角紋；或見方格紋；或見菱狀紋；或見小島紋（圖 13-13），均提示頭部外傷性頭痛。

4. 有第 14 線（圖 13-14）；或見掌紋較少；第 1 線與第 2 線間（中指根對下處）見「十」狀紋（圖 13-15），提示原因不明的頭痛。

【形色手診】白變出現在中指根橫紋周圍，提示頭痛

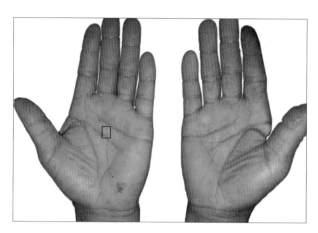

圖 13-15

正發作。整個區域均白變，提示全頭痛。指根橫紋中間見
白變，提示前額頭痛和頭頂頭痛。白變見於指根橫紋中間
左側，提示左側頭痛；白變見於指根橫紋中間右側，提示
右側頭痛。整個指根橫紋均白變，甚至指根兩側均白變，
提示前額、頭頂、後部、太陽穴等處均疼痛。白變內伴見
青、紫紅或青紫色血管，提示氣滯頭痛。白變內見片狀灰
或灰青色（暗灰、暗青色），提示腦血栓形成，或腦出血
處於恢復期。

第十四章 泌尿系統疾病

一、腎病綜合徵

腎病綜合徵又稱腎小球腎病。是一組由多種原因引起的臨床綜合徵。是以高度浮腫、大量蛋白尿、低蛋白血症、血脂過高和尿中常有脂肪小體為主要特徵（「三高一低」）的泌尿系統疾病。

【耳診】

1. 腎穴區見片狀淡紅暈（圖14-1），提示腎病綜合徵。

2. 腎穴區見片狀增厚，提示病程較長。增厚越明顯，提示病情越嚴重，病程越長。

【甲診】食指、中指甲根見紅變；皮帶明顯、突出，但無損害（圖14-2）；甲皮粘連；皮囊腫脹、凸出，呈咖啡色變（圖14-3），伴見倒刺，提示腎病綜合徵。

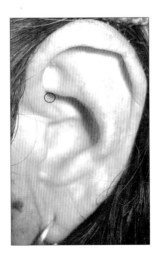

圖 14-1

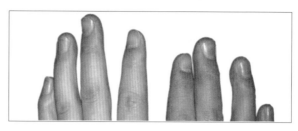

圖 14-2

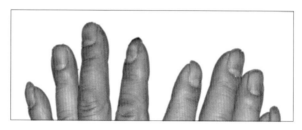

圖 14-3

【人中診】

1. 人中較黑，無光澤，提示腎病綜合徵病程進展期。

2. 人中萎弛，提示腎病綜合徵出現氮質血症。

3. 人中短縮或深黑變，無光澤，提示腎衰竭。

【掌紋診】

1. 第 3 線腎區見方形紋、「米」狀紋，或島紋呈羽毛狀變

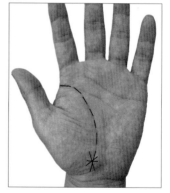

圖 14-4

（圖 14-4）；第 3 線呈僵直或鏈條變，並見斷裂或變淺，甚至消失；第 2 線變淺，不明晰，並見第 6 線；或第 5 線

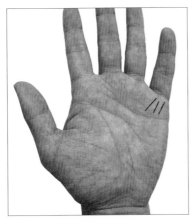
圖 14-5

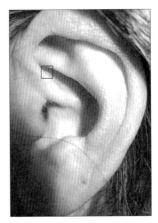
圖 14-6

見畸變；偶見第 9 線或第 14 線；坤位見「∥」狀紋，並見隆起（圖 14- 5）；掌面呈淡黃變，均提示腎病綜合徵。

2. 掌面見青紅、青黃或赤紅等不同色變，提示病情較重。

二、尿石症

尿石症是泌尿系統結石的總稱，又稱泌尿系結石。包括腎、輸尿管、膀胱和尿道結石。一般腎、輸尿管結石，統稱為上尿道結石，多見於青壯年；膀胱、尿道結石則稱為下尿道結石，多發生於兒童。是泌尿系統的常見疾病。發病率男性高於女性。

【耳診】

腎穴區見點狀暗紅或暗灰色；或腎穴區呈點狀或粟米狀凸變（圖 14-6），均提示腎石症。

【甲診】

1. 小指甲變大（結石常似蠶豆）；或曲變（結石常似黃豆或綠豆圖，14-7）；或小凹點變（結石常似泥沙，圖14-8）；或不規則條狀凸變（結石多為雙側，或一側有兩個以上結石）；小指甲根毛糙（圖14-9）；小指甲見灰色變，均提示腎結石。

2. 小指甲或見彎變，中部呈明顯紅斑塊；甲皮分離明顯；皮囊咖啡色變，提示輸尿管結石。

3. 小指甲前緣紅帶變或鉛黑變；小指甲中部稍凸起，呈玉白色變（圖14-10），均提示輸尿管結石。

【掌紋診】第3線尾端斷裂；或突見變淺而消失（圖14-11）；或見凹變；或見第6線；或見第9線、第10線；坤位見「米」狀紋或「×」狀紋，或一至數條豎狀

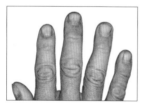

圖 14-7

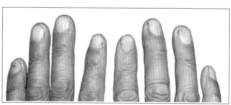

圖 14-8

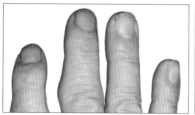

圖 14-9

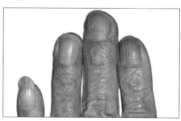

圖 14-10

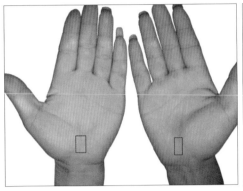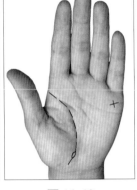

圖 14-11　　　　　　　　　圖 14-12

紋；腎區見多種形狀島紋，或「米」狀紋；或見白、黃、紅等各色較硬的凸起，均提示尿石症（圖 14-12）。

三、泌尿系感染

泌尿系感染又稱尿路感染。是細菌侵襲尿道、膀胱、輸尿管或腎臟而引起感染性疾病的總稱。

【耳診】

1. 腎穴區見異變（圖 14-13），提示慢性腎盂腎炎。

2. 輸尿管穴區見異變，提示輸尿管急、慢性炎症性病變。

3. 輸尿管穴區見紅斑塊，提示輸尿管急性炎症性病變。

4. 膀胱穴區見異變（圖 14-14），提示膀胱急、慢性炎症性病變。

5. 尿道穴區見異變（圖 14-15），提示急、慢性尿道炎。

6. 腎、膀胱穴區見異變，提示腎盂、膀胱皆有急、慢性炎症性病變。

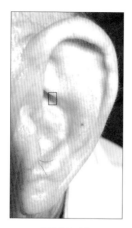 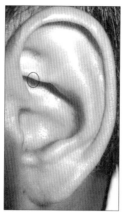 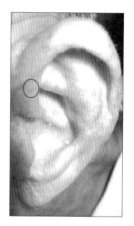

圖 14-13　　　　　圖 14-14　　　　　圖 14-15

7. 腎、輸尿管、膀胱穴區均見結節，提示腎盂、輸尿管、膀胱均有慢性炎症性病變。

【甲診】

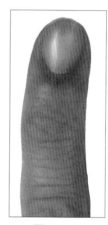

1. 小指甲紅斑變，甲周淡紅變；皮囊棕黑變，提示膀胱炎（圖 14-16）。小指見鏈條變，提示膀胱炎症反覆發作，一時難癒。

2. 食指、中指、小指甲白環見由大至小依次排列（食指甲較大，中指甲較小，小指甲最小），提示慢性腎盂腎炎。

圖 14-16

3. 甲皮粘連，皮囊無色素沉著，提示病變處於潛伏期；甲皮分離，或皮帶呈雙層變，皮囊見色素沉著，提示病變處於發作期時，常合併腎下垂、血小板減少症、貧血等疾病。

4. 甲灰白變，有光澤；皮帶較小；十指甲皮分離；大多數無白環，提示臨床有症狀出現，且反覆發作，一時不癒。

5. 小指甲根紅變，皮囊腫脹，呈咖啡色變，左側無名指根見一占指甲面積 1／3 大小、邊緣模糊紅斑塊，提示慢性腎盂腎炎合併血尿。

6. 小指甲根見灰或蒼白；或見紅斑塊變；右側無名指甲根見一占指甲面積 1／3 大小、邊緣模糊紅斑塊，提示慢性腎盂腎炎合併腰痛。

7. 指甲呈膚色變，或呈淡黃變，或呈屍色變；小指甲寬大，並呈扁平狀，其上可見柵欄狀變；甲皮粘連；十指均見腫脹變，提示泌尿系感染。

【掌紋診】第 2 線朝小魚際延伸，甚至直達小魚際；尾端見一條或數條第 6 線或縱紋；或小指根見較多短小縱紋（圖 14–17）；第 3 線近尾端見各種島紋；或斷裂；或

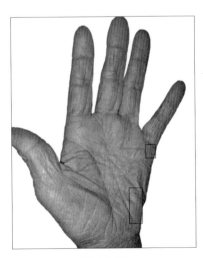

圖 14–17

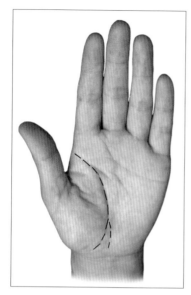

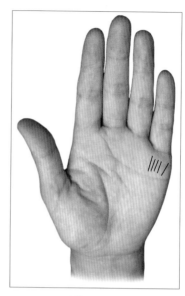

圖 14–18 圖 14–19

分叉（圖 14–18）；或見第 6 線、第 9 線；或見第 11 線延長，向第 1 線垂延，均提示泌尿系感染。

【形色手診】掌面腎區見青、紅、暗紫等不同顏色；掌面坤位見密集的「〳〳〳」狀紋；並見「十」狀紋和島紋，均提示泌尿系感染（圖 14–19）。

第十五章　男科及婦科疾病

一、慢性前列腺炎

　　前列腺炎有急、慢性之分。慢性前列腺炎，是指前列腺非特異性感染所致的慢性炎症性疾病。慢性前列腺炎少數是由急性轉變而來，但絕大多數患者未曾經過急性階段，是直接由細菌或其他微生物（如支原體等）感染而引起的慢性炎症，常伴有精囊炎，亦稱為前列腺精囊炎。

　　慢性前列腺炎從病因學上可分為細菌性慢性前列腺炎和前列腺病兩類。細菌性前列腺炎主要是由細菌引起，尿液中可查到致病菌，感染途徑與急性前列腺炎相同。前列腺病可由病毒、結石、致敏原等所致，前列腺慢性充血亦為重要致病因素。性生活過度頻繁或節制或中斷，慢性便秘等，都是引起前列腺慢性充血的主要原因。

　　【人中診】人中溝下端見細小丘疹（圖 15-1），提示慢性前列腺炎。

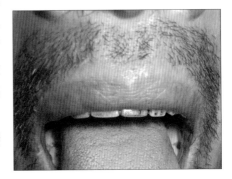

圖 15-1

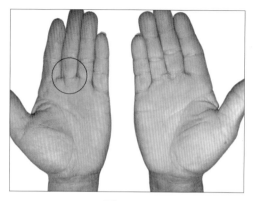

圖 15-2

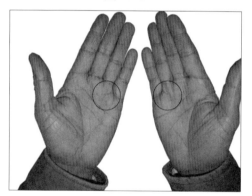

圖 15-3

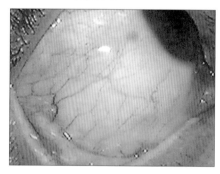

圖 15-4

【掌紋診】

1. 見第 10 線（圖 15-2）；或見第 9 線（圖 15-3）；第 11 線延長，並直向無名指下方延伸，均提示慢性前列腺炎。

2. 坤位見 1～2 條或數條清晰的縱紋（圖 15-3），提示慢性前列腺炎。

【目診】男性泌尿生殖區出現「S」狀血管增生，色絳紅而粗大，提示前列腺炎信號（圖 15-4）。

二、前列腺增生症

前列腺增生症又稱前列腺肥大症，是中老年男性的一種常見病、多發病。其發病率隨年齡增長而逐漸增加，大多發生在 50～70 歲之間，是 50 歲以上男性膀胱出口部（頸部）梗阻的最常見原因。由於腺體增生而引起尿路梗阻，以致影響膀胱、輸尿管和腎臟的功能。

【耳診】

1. 耳艇角區黑變；或紫紅變；或淡紫色變（圖 15-5）等，提示前列腺增生症。

2. 耳艇角區點、片狀增厚、隆起；或結節變（圖 15-6）；或見環形褶皺，提示前列腺增生症。

3. 尿道穴區見條索狀凸起；內分泌穴區見點、片狀增厚（圖 15-7），或點、片狀白色、灰色變，均提示前列腺增生症。

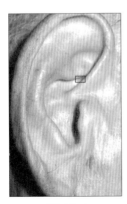 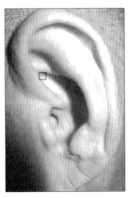 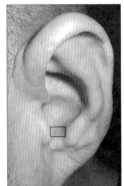

圖 15-5　　　　圖 15-6　　　　圖 15-7

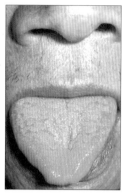

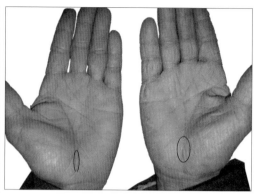

圖 15-8 　　　　　　　　　　　圖 15-9

【人中診】人中溝下端見
細小的丘疹（圖 15-8），提
示前列腺增生症。

【掌紋診】第 3 線尾端或
近尾端見較大島紋（圖 15-
9），或見第 6 線、第 10 線；
或見較深的第 11 線；或無第
11 線，均提示前列腺增生
症。

【形色手診】掌面前列腺
區見圓形或橢圓形暗紅或黃棕
色斑點，提示前列腺增生症。
斑點發暗，提示小便不暢；斑

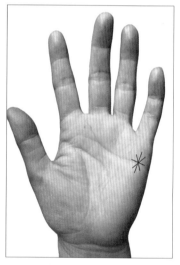

圖 15-10

點發黃，提示腰酸膝軟；斑點發白或發亮，提示尿痛。

坤位見「米」狀紋及島紋，並見暗斑；坤位處掌面高
低不平，提示前列腺增生症（圖 15-10）。

三、月經不調

　　月經不調是婦科極為常見的一種疾病。是在沒有內生殖器器質性病變的情況下，月經的週期、經量、經色和經質等發生改變並伴有其他症狀的病症。其中包括：月經先期、月經後期、月經先後無定期、經期延長、月經過多、月經過少等多種疾患。是一組月經異常的總稱。

【耳診】

　　1. 內生殖器穴區見點、片狀紅暈（圖 15-11）；或脂溢性脫屑（圖 15-12）；或小丘疹（圖 15-13）；或小丘疹暗紅暈等混合變；部分見毛細血管呈網狀擴張，提示不同類型的月經不調。

　　2. 內分泌穴區見點狀或小片狀暗紅（圖 15-14）；腎穴區見小片狀淡紅或白變（圖 15-15），提示月經不調。

　　3. 內生殖器穴區見鮮紅色，提示月經過多。整個三角

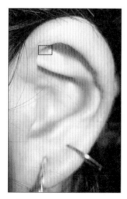
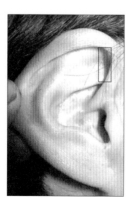
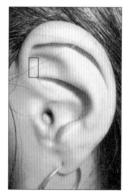

圖 15-11　　　　　　圖 15-12　　　　　　圖 15-13

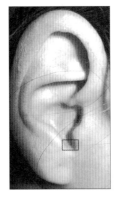

圖 15-14

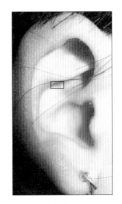

圖 15-15

窩區見血泡，提示經行之前，即將月經來潮。

【人中診】

1. 人中見多種畸變，以平坦、橫凹、狹窄等類型最常見，提示月經不調。

2. 人中溝短淺而平坦（圖 15-16），提示經期紊亂，經量減少，甚至閉經。

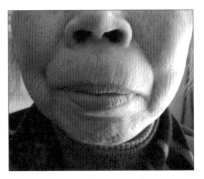

圖 15-16

3. 淺形、倒梨形人中，提示行經時（或前）常出現腹痛、腰酸等症狀。

【掌紋診】

1. 第 3 線見向乾位、坎位延伸（圖 15-17）；第 3 線近尾端見「米」狀紋，或「十」狀紋，或三角紋，或分叉，並見凹變；或見第 9 線；或見第 11 線出現彎曲（圖 15-18）、變細、延長，並垂向第 1 線，均提示月經不調。

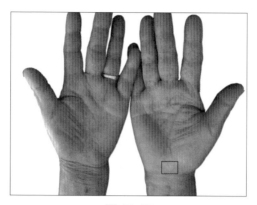

圖 15-17

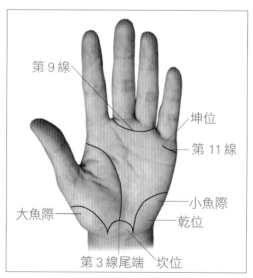

第 9 線

坤位

第 11 線

小魚際

乾位

大魚際

第 3 線尾端　坎位

圖 15-18

　　2. 乾位見第 6 線或雜亂紋；坤位見 1～2 條或數條縱紋；並見青筋（靜脈）穿過腕橫紋，伸向大魚際；或見腕橫紋變淺或斷裂，均提示月經不調（圖 15-18）。

【形色手診】

拇指橈側至手腕這一段範圍，原有彎曲度消失，呈挺直變；或小魚際外緣向外膨脹、凸出，呈弧狀變；掌色見青或暗淡或鮮紅；並見紅、黃、青等不同顏色的斑點，提示月經不調。

四、盆腔炎

女性內生殖器及其周圍的結締組織、盆腔腹膜發生炎症時，統稱為盆腔炎。炎症可局限於一個部位，也可以幾個部位同時發生。可分急性、慢性、結核性等多種。

【耳診】

1. 三角窩盆腔穴區見點狀或小片狀紅暈；或隆起（圖 15-19）；也見丘疹；或見暗紅褶皺紋；或脂溢性脫屑；並見光澤，提示急、慢性盆腔炎。

2. 內生殖器穴區見小丘疹（圖 15-20）；內分泌穴區

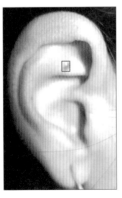
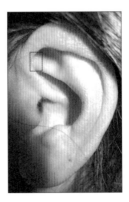
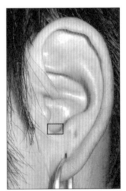

圖 15-19　　　　圖 15-20　　　　圖 15-21

見點狀白色變（圖 15-21），提示慢性盆腔炎。

【甲診】

1. 食指甲緣的甲肉分離，邊緣或見黑變（圖 15-22）；無名指甲與小指甲見黑缺變；十指甲均見灰白變；食指皮囊輕度腫脹，並呈紫紅變，提示慢性盆腔結締組織炎。

2. 食指甲緣或外側淡紅變；無名指甲緣和橈側近端淡紅變；邊緣污垢；食指甲面見點凹或凸變；皮囊暗紫變，提示慢性輸卵管炎。

3. 中指甲淡紅，並見明顯凸條變（圖 15-23），提示慢性輸卵管炎。

4. 食指甲內側緣毛糙，或見粗細不等的凹凸變，或邊緣紅色變；食指甲緣缺變；食指甲面見明顯凹凸條變；甲根皮帶毛糙，提示卵巢周圍炎。食指皮囊腫脹，呈深紫色變，提示急性炎症；食指皮囊萎縮，呈淺紫色變，提示慢性炎症。

【人中診】

1. 人中下端見紅色變，提示急性盆腔炎。

2. 人中下端見丘疹或脫屑，或暗紅色變，提示慢性盆

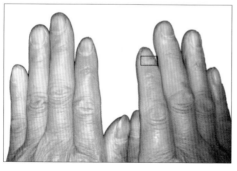

圖 15-22

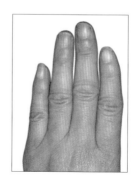

圖 15-23

腔炎。

3. 人中下端見瘀點或瘀斑，提示子宮內膜結核。

4. 人中下端見細丘疹（急性呈紅色，慢性呈常色），提示附件炎、宮頸糜爛。

5. 人中溝呈一側性增生或變形，提示附件炎，附件組織增厚，子宮肌瘤、息肉、囊腫等。

6. 人中下端見灰暗色變，提示附件炎、宮頸炎。

【掌紋診】

1. 第 3 線尾端見羽毛狀紋（圖 15-24），紋線變淺，並見「十」狀紋、「米」狀紋、第 6 線、較小菱形紋等，提示盆腔炎。

2. 見第 10 線（圖 15-25），提示附件炎。

3. 第 3 線下端見較大菱形島紋（圖 15-26），掌色偏於紅色；手腕青筋（靜脈）向內延伸達大魚際，提示盆腔炎（圖 15-26）。

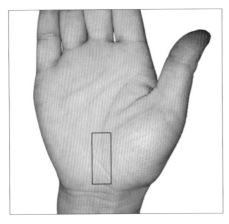

圖 15-24

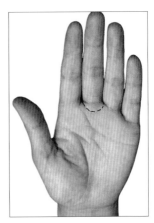

圖 15-25

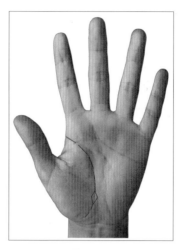

圖 15-26

五、乳腺囊性增生病

乳腺囊性增生病是指乳腺間質或小葉實質發生非炎症性的、散在的、結節樣良性增生病變。常見於 25～40 歲的婦女。一般來講，青春期多為乳房小葉增生，哺乳後期多為乳腺導管增生，圍絕經期多為乳房囊性增生。

【耳診】胸椎穴區兩側白點變，邊緣見紅暈或暗灰色變（圖 15-27）；胸椎穴區兩側見條索狀或結節狀隆起（圖 15-28），提示乳腺囊性增生病。

【甲診】無名指甲面見鏈條變；甲色蒼白而無血色；甲皮粘連（圖 15-29），提示乳腺囊性增生病。

【掌紋診】掌面乳腺區見從第 1 線下部伸向第 2 線的呈樹葉狀島紋；島紋內或見「十」狀紋或「米」狀紋或其

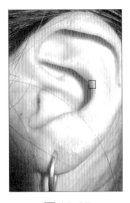

圖 15-27

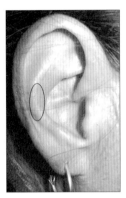

圖 15-28

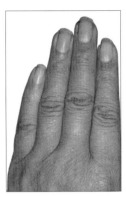

圖 15-29

他雜紋（圖 15-30），提示乳腺囊性增生病。

六、不孕症

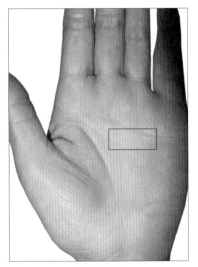

圖 15-30

女性結婚後，夫婦同居 3 年以上，配偶生殖功能正常，夫婦性生活正常，未避孕而又未妊娠者，稱為不孕症。如婚後從未妊娠，稱為原發性不孕；如曾妊娠過，以後 3 年以上未避孕而不再懷孕，稱為繼發性不孕。

【耳診】

1. 三角窩內見紅點或紅斑（圖 15-31），灰色或灰白色；片狀或點狀增厚、脫屑，提示不孕症。

2. 內分泌穴區見紅色或淡紫色或白色或灰色；或點狀、片狀增厚（圖 15-32），提示不孕症。

【甲診】

1. 食指甲外緣黑條變；甲肉分離；甲周皮膚粗糙（圖 15-33），提示輸卵管炎性阻塞性不孕症。一側食指見甲徵，提示同側輸卵管阻塞；兩側食指均見甲徵，提示兩側輸卵管均阻塞。

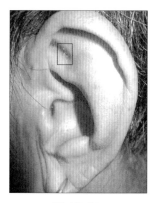

圖 15-31

2. 食指甲內側緣見粗細不等的凹凸條變；食指甲彎曲、毛糙；食指甲緣皮膚粗糙；食指甲皮囊呈淡紫色變（圖 15-34），提示卵巢囊腫、卵巢功能障礙性不孕症。

3. 食指頭較尖、薄而瘦，與其他指頭相比，體積偏小；食指甲根呈緊縮變，難見飽滿；食指甲根並見較小白環；食指甲質較瘦薄軟弱，或稍彎曲，均提示子宮偏小（發育不全）性不孕症。

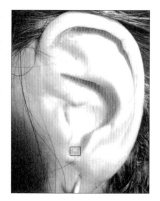

圖 15-32

4. 食指甲較瘦薄或厚實，無光澤；甲色蒼白變；皮囊瘦薄，乾癟變；皮帶較小，較為緊縮；甲緣不圓滑，呈鋸齒變，均提示貧血（宮塞）性不孕症。

5. 拇指灰白變，無光澤；食指甲外緣上捲，不平整；十指甲均特別油亮、光滑，均提示子宮內膜結核性不孕

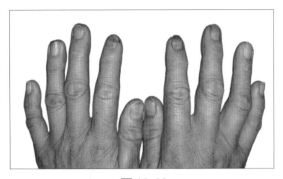

圖 15-33

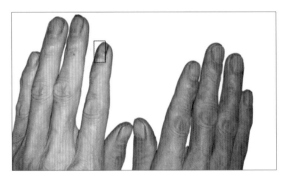

圖 15-34

症。

【人中診】

1. 人中呈短淺、長窄、淺坦型，提示先天性不孕症。

2. 人中呈偏斜型、混合型（幾種形態同時存在），提示繼發性不孕症。

【掌紋診】

1. 第 3 線較短小，所包圍的面積較少（圖 15-35）；第 3 線斷裂或見第 6 線，第 3 線尾端紋線不圓滑、不完

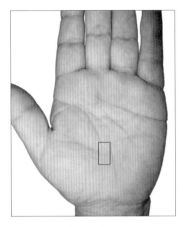

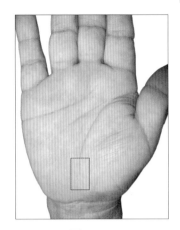

圖 15–35　　　　　　　　　　　圖 15–36

整，並有分叉（圖 15–36），均提示不孕症。

　　2. 第 3 線尾端見分叉，並見第 6 線，提示不孕症。

　　3. 若見第 9 線，應進一步檢查卵子是否因抗體存在而造成不孕。

　　4. 不見第 11 線，或只見一條第 11 線，提示不孕症（圖 15–36）。

　　5. 腕橫紋見斷裂或模糊不清，且呈「∧」狀變；小魚際平坦，無隆起；小指尖未達無名指末節橫紋，均提示不孕症（圖 15–37）。

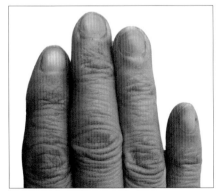

圖 15–37

第十六章 骨關節疾病

一、頸椎病

頸椎病是由於頸椎及其周圍軟組織，如椎間盤、後縱韌帶、黃韌帶、脊髓鞘膜等發生病理改變，使頸神經根、脊髓、椎動脈及交感神經受到壓迫或刺激所引起的相關症候的統稱。由於出現的症狀和體徵很多，故又稱頸椎綜合徵、頸肩綜合徵等。

【耳診】

1. 頸椎穴區稍見結節隆起（圖 16-1），提示頸椎病初起。

2. 頸椎穴區見明顯隆起結節（圖 16-2），提示頸椎骨質增生明顯。

3. 頸椎穴區隆起結節見一側性隆起，提示骨質增生偏於一側頸椎。

4. 頸椎穴區見局限性隆起結節，提示骨質增生局限於1～2個節段。

5. 頸椎穴區呈多個隆起結節，提示骨質增生發生於多個節段（圖 16-3）。

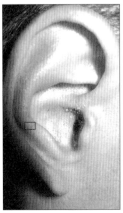
圖 16-1

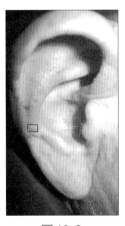
圖 16-2

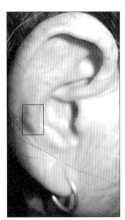
圖 16-3

6. 頸椎穴區呈全節段隆起結節，提示骨質增生發生於整條頸椎。

【甲診】

1. 食指甲呈粗凸條變（圖 16-4），並隱約見縱、橫相交的小條變（圖 16-4），提示頸椎病初起。

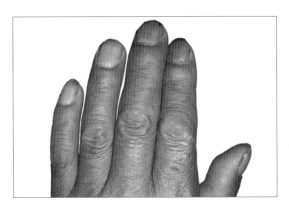
圖 16-4

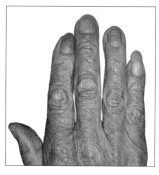
圖 16-5

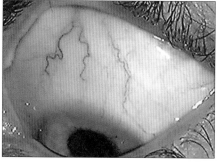
圖 16-6

2. 食指甲見明顯「格子」變（圖 16-5），提示頸椎病已經形成。

【目診】

眼上部頸肩區有血管粗大、彎曲，提示頸椎病信號（圖 16-6）。

二、腰椎退行性變

腰椎退行性變又稱腰椎肥大性關節炎、腰椎骨關節炎、腰椎畸形性骨關節炎、腰椎骨質增生症等。是人到中年以後發生的一種慢性退行性病變。是腰椎關節軟骨部分損傷後，繼發附近軟骨增生、骨化而形成的關節病變。

【耳診】

腰椎節段穴區見隆起結節（圖 16-7），提示腰椎退行性變。

【甲診】

小指甲見一條或多條很不規則的粗條變（圖 16-8），

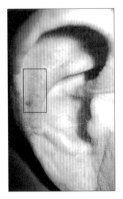
圖 16-7

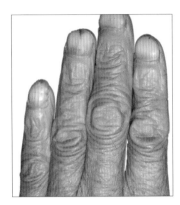
圖 16-8

提示腰椎退行性變。

三、風濕性關節炎

　　風濕性關節炎，是一種變態反應性疾病。是人體因感受風、寒、濕邪而發生的一種慢性而又反覆急性發作的關節炎性疾病。是風濕熱的主要臨床表現之一。現在急性風濕熱已較為少見，而非典型風濕熱及慢性風濕性關節炎卻較常見。

【甲診】

　　1. 指（趾）甲見一條橫形或點狀凹變（圖 16-9），提示風濕性關節炎。凹變面積與病情的輕重成正比。面積越大，病情越重，受累關節亦越多。

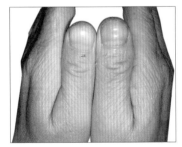
圖 16-9

2. 指（趾）甲或見塊狀缺變（圖 16-10），提示風濕性關節炎。

3. 拇指甲見上述甲徵，提示全身關節有炎症；食指甲見之（圖 16-10），提示肩關節有炎症；中指甲見之，提示髖關節或膝關節有炎症；無名指甲見之，提示膝關節或踝關節有炎症。

【掌紋診】

第 3 線末端（坎位）見分叉，形成裂口變，簡稱「坎位開大口」（圖 16-11），提示風濕病。

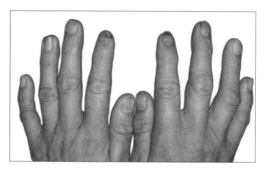

圖 16-10

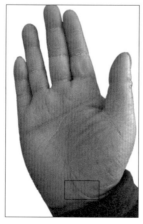

圖 16-11

第十七章　傳染病及寄生蟲病

一、病毒性肝炎

病毒性肝炎是由多種肝炎病毒引起的一種消化道急性傳染病。具有傳染性強、流行面廣、發病率高、傳播途徑複雜等特點。臨床主要表現為食慾不振、噁心、欲嘔、全身乏力、肝腫大、肝功能異常、有或無黃疸，起病時有短期發熱等症狀。到目前為止，肝炎病毒已發現有7種，其中A型與E型經糞─口傳播，其他類型則以血源性傳播為主。A型肝炎以急性起病為多，極少演變為慢性，而其他類型則易演變為慢性。

【耳診】

1.肝陽Ⅰ～Ⅱ穴區有電信號，提示病毒性肝炎。

2.肝穴區見結節或贅生物（圖17-1），提示病毒性肝炎。

3.肝、腹穴區見較細呈青紫色

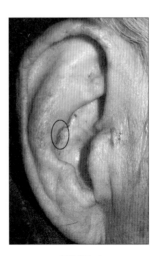

圖 17-1

的毛細血管（圖 17- 2），提示病毒性
肝炎。

【目診】

1. 白睛內下方（時鐘位置6 點處）
毛細血管（赤脈）見充血、擴張（圖
17-3），白睛見淡青色，提示病毒性肝
炎。赤脈與肝炎活動呈互為消長趨勢。

2. 鞏膜見黃染，提示急性黃疸型肝
炎。

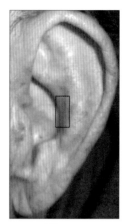

圖 17-2

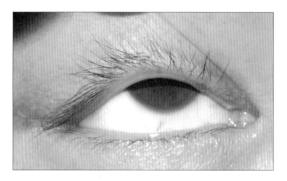

圖 17-3

3. 鞏膜表面見血絲；兩眼常向內側注視，並見瞳孔增
大；右眼鞏膜表面可見一條「一」字狀、較細的毛細血管
橫貫通過，均提示病毒性肝炎。

【掌紋診】

1. 掌色晦暗而無光彩，大、小魚際凸變，並見青暗色
變，按之常有酸痛，提示病毒性肝炎初期。

2. 小指根（坤位）見黑變；第 1～3 線均見黃褐變；第 1 線、第 4 線的紋線淺淡、斷續，提示病毒性肝炎傳染期。

3. 第 3 線見有第 6 線；部分見第 9 線或肝分線，還可見第 13 線（圖 17-4），均提示病毒性肝炎。

4. 掌色暗黃，提示病毒性肝炎。病輕，色黃帶有光澤；病重，呈黃灰色或黃濁色。

5. 掌心淡白，周圍見暗青色，提示病毒性肝炎。

【甲診】

1. 甲形如蒲扇；甲面呈串珠狀凸變，或見縱裂紋（圖 17-5），提示病毒性肝炎。

2. 甲體兩側甲床呈青紫、枯黃變，提示病毒性肝炎病程較久。

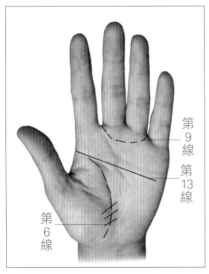

第9線
第13線
第6線

圖 17-4

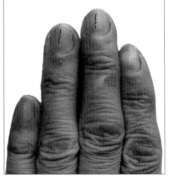

圖 17-5

3. 中指甲前緣呈灰黃色帶狀變，或乾枯白帶變，其中一部分亦呈不規則變；指甲前緣常由紅、黃、白等 3 種色帶組成；十指甲根均呈光滑白變，提示病毒性肝炎。

4. 食指甲黃染，提示黃疸型肝炎。

5. 雙手除拇指外的其他八指，甲根白環均呈粉紅色變，提示 B 型肝炎。

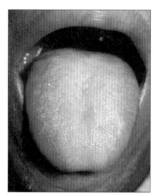

圖 17-6

6. 中指外側部，見一條辮子狀的粗條凸變；甲根毛糙，色較白；十指皮囊腫脹；甲皮分離，提示病毒性肝炎。

【舌診】

舌體兩側見青紫色或斑狀或條狀瘀點（圖 17-6），提示病毒性肝炎。

【舌脈診】

舌下靜脈粗脹，色青紫或青黑，提示肝鬱失疏。

二、肺結核

肺結核是由結核桿菌引起的慢性、緩發性傳染病。在全身各器官的結核病中，以肺結核最為常見。當人體抵抗力下降時，由於感染了結核桿菌，從而引起發病。其病理特徵為結核結節、浸潤、乾酪樣變和空洞形成等。

【耳診】

1. 肺穴區見脫屑，提示肺結核。

　　2.肺穴區或耳背面的對應區域內，見粟米粒結節，提示肺結核。

　　3. 結核點（腦幹穴區與心穴區之間）呈點狀充血或粟米狀變（圖17-7），提示肺結核。

【掌紋診】

　　1.第1線末端見肋骨狀變；第1線變淺或紋理紊亂，或呈鏈條變（圖17-8）；第1～3線末端見第6線（圖17-9），均提示肺結核。

　　2.第1線見方形紋（圖17-10），提示結核病灶已鈣化，無傳染性。

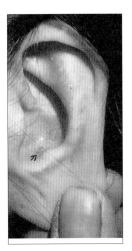

圖17-7

【形色手診】

　　1.無名指與小指下肺區，見一個或數個圓形或橢圓形白色偏暗斑點，提示肺結核。

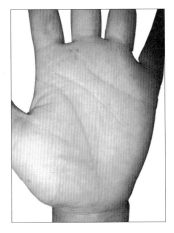

圖17-8

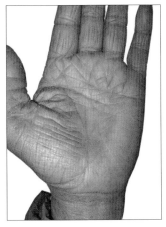

圖17-9

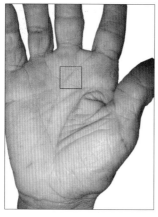 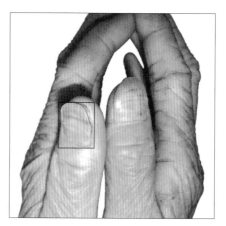

圖 17-10 圖 17-11

2. 肺區無光澤，或雖有光澤卻較為暗淡，提示肺結核。

3. 肺區呈緋紅色變，提示肺結核早期。隨病情的進展，顏色可逐漸趨向暗淡，待至病灶癒合後，呈灰色變。

【目診】

球結膜見蒼白而發亮；睫毛較長，提示肺結核。

【面診】

臉面外形細長，呈狹窄狀；兩眼間範圍較正常人狹窄；下巴外形瘦削，顯得較為狹窄；整個面形恰似「猴面」，提示肺結核。

【甲診】

1. 指甲向外凸出，無光澤；指甲中間較瘦薄；甲形如湯匙（反甲）（圖 17-11），提示肺結核。

2. 甲根紫色變，提示肺結核病情較重。

三、蛔蟲病

蛔蟲病，是指蛔蟲寄生於人體小腸內所引起的疾病。可見於任何年齡，尤以兒童多見，是兒童時期最為常見的腸道寄生蟲，常可影響兒童的腸道功能及生長發育，其併發症較多，嚴重者可危及生命。一年四季均可發病。

【舌診】

舌尖見紅小點，舌中苔花剝（圖 17–12），提示蛔蟲病。

【甲診】

甲面見灰白色斑點，提示蛔蟲病。斑點的大小與多少和蛔蟲的大小與多少成正比（圖 17–13）。

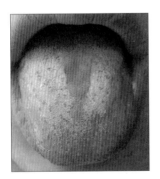

圖 17-12

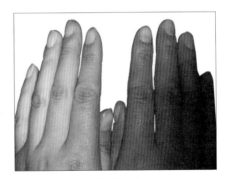

圖 17-13

【目診】

1. 白睛上部或下部，內部或外部，見針尖至綠豆大小、不規則、不突出於白睛表面的藍色斑點（圖 17–14，圖

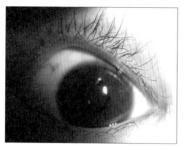 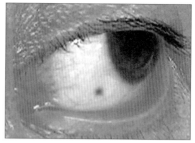

圖 17-14　　　　　　　　　　圖 17-15

17-15），提示蛔蟲病。

　　2. 白睛上部小血管頂端及旁邊，見藍、青黑或紫褐色、圓形、如大頭針樣斑點，提示蛔蟲病。斑點的大小與多少和蛔蟲寄生的大小與多少成正比。

　　3. 眶下部較暗淡而無光彩，提示蛔蟲病（圖 17-16）。

【面診】

面中部顴骨附近見白斑，提示蛔蟲病。

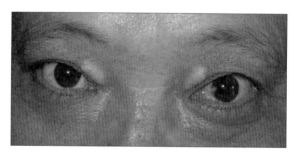

圖 17-16

第十八章 其 他

一、鈣缺乏症

鈣是構成骨骼的重要成分，為機體主要的營養物之一。鈣的流失、缺乏可導致骨質疏鬆症；鈣還會影響神經、肌肉連接的功能，血鈣過低時，可引起手足抽搐症。

【甲診】

甲面見一個或多個小白點；指甲上翹（圖18-1），提示鈣缺乏。

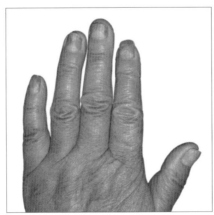

圖 18-1

【形色手診】

1. 食指第二節過粗（圖 18-2），提示鈣吸收不均衡。

2. 中指第二節過長（圖 18-2），提示鈣代謝不正常，易患牙周病、齲齒等。

【掌紋診】

手掌底部見一條馬鞭形（⌒）線，橫跨金星丘與月丘（圖 18-3），提示少年時期營養不良，而導致鈣缺乏。

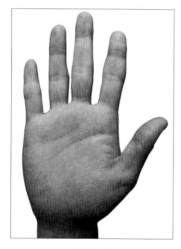 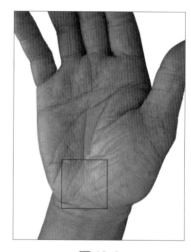

圖 18-2　　　　　　　　　　圖 18-3

二、亞健康

亞健康是一種仲介狀態，不會長期停留於原狀不動，在多種因素的影響下必然要變化發展，其變化有兩種：

其一，經過有針對性的自我保健措施和相應的調治後

向健康態轉化；

　　其二，任其發展使其轉向疾病態。因而，對亞健康態應有充分的認識和積極的調治，從而達到防病的目的。

【甲診】

十指見白環（圖 18–4），提示亞健康態。

【掌紋診】

掌面見第 4 線（圖 18–5），提示亞健康態。

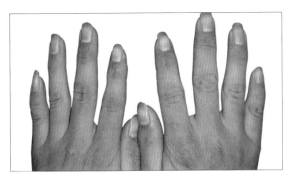

圖 18–4

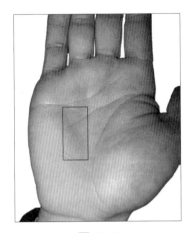

圖 18–5

三、過敏體質

過敏體質者，對某些藥物、粉塵、花粉、蟲蟎等過敏原敏感，以致機體經常出現過敏症狀與體徵。

【形色手診】

1. 第 3 線內側（靠拇指側）的中段處，長豎條狀皮膚區內，見黃中帶暗色的凸起，提示過敏性皮炎、皮膚過敏。

2. 掌面肝區見「十」狀紋（圖 18-6），提示過敏體質。

【掌紋診】

1. 掌面見第 9 線（圖 18-7），提示過敏體質。

2. 掌面肝區見暗斑，亦提示過敏體質。

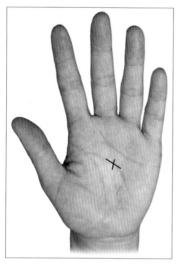

圖 18-6

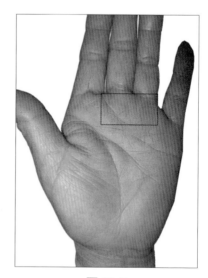

圖 18-7

參考文獻

（按出版時間先後排序）

1. 李學誠. 指甲診病彩色圖譜〔M〕. 太原：山西科學技術出版社，1990.

2. 楊力. 中醫疾病預測學〔M〕. 北京：北京科學技術出版社，1991.

〔3〕李萊田. 全息醫學〔M〕. 濟南：山東科學技術出版社，1991.

4. 劉劍鋒. 手診〔M〕. 北京：華齡出版社，1992.

5. 張樹生. 中華醫學望診大全〔M〕. 太原：山西科學技術出版社，1994.

6. 馬慰國，等. 中國預測醫學〔M〕. 西安：陝西科學技術出版社，1995.

7. 彭清華，朱文鋒. 中國民間局部診法〔M〕. 長沙：湖南科學技術出版社，1995.

8. 王大有. 掌紋診病實用圖譜〔M〕. 北京：北京科學技術出版社，1996.

9. 百病防治叢書編寫組. 百病自測秘訣〔M〕. 上海：上海科學技術文獻出版社，1997.

10. 李學誠. 指甲診病彩色像譜〔M〕. 太原：山西科學技術出版社，1998.

11. 張登本. 中醫診法精華〔M〕. 西安：世界圖書出版公司西安分公司，1998.

12. 閻金海. 形色面診〔M〕. 天津：天津科學技術出版

社，1998.

13. 楊旭. 形色手診〔M〕. 天津：天津科學技術出版社，1998.

14. 趙理明. 實用掌紋診病技術〔M〕. 西安：陝西人民出版社，1999.

15. 王晨霞. 現代掌紋診病圖譜〔M〕. 南寧：廣西科學技術出版社，2000.

16. 費兆馥. 望舌識病圖譜〔M〕. 北京：人民衛生出版社，2002.

17. 劉士佩. 新編耳穴望診彩色圖譜〔M〕. 上海：上海科學技術文獻出版社，2002.

18. 周幸來，周舉，周績，等. 中國民間診病奇術〔M〕. 北京：人民軍醫出版社，2005.

19. 周幸來，周舉，周績，等. 全息望診圖譜〔M〕. 南寧：廣西科學技術出版社，2006.

20. 周幸來，周舉，等. 望耳診病與耳穴治療圖解〔M〕. 瀋陽：遼寧科學技術出版社，2006.

21. 周幸來，祝小敏，周舉. 身體的疾病信號——有病早知道、早治療〔M〕. 瀋陽：遼寧科學技術出版社，2007.

22. 周幸來，周幸秋，孫冰，等. 望甲診病圖解〔M〕. 瀋陽：遼寧科學技術出版社，2008.

23. 周幸來，周幸秋，孫冰，等. 舌診快速入門〔M〕. 瀋陽：遼寧科學技術出版社，2008.

24. 胥真理. 三百種疾病快速望診法〔M〕. 太原：山西科學技術出版社，2008.

25. 鄭德良，周幸來，周幸秋，等. 中醫望診彩色圖譜〔M〕. 瀋陽：遼寧科學技術出版社，2008.

歡迎至本公司購買書籍

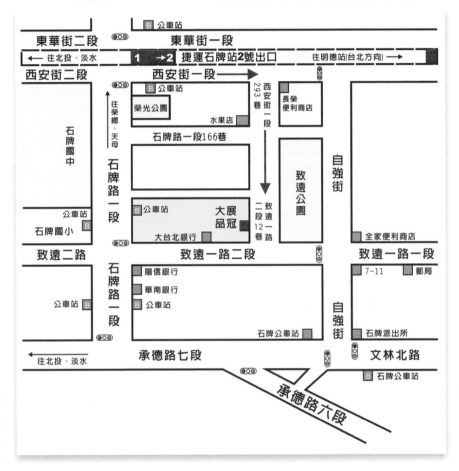

建議路線

1.搭乘捷運・公車

　　淡水線石牌站下車，由石牌捷運站 2 號出口出站(出站後靠右邊)，沿著捷運高架往台北方向走(往明德站方向)，其街名為西安街，約走100公尺(勿超過紅綠燈)，由西安街一段293巷進來(巷口有一公車站牌，站名為自強街口)，本公司位於致遠公園對面。搭公車者請於石牌站(石牌派出所)下車，走進自強街，遇致遠路口左轉，右手邊第一條巷子即為本社位置。

2.自行開車或騎車

　　由承德路接石牌路，看到陽信銀行右轉，此條即為致遠一路二段，在遇到自強街(紅綠燈)前的巷子(致遠公園)左轉，即可看到本公司招牌。

國家圖書館出版品預行編目資料

快速望診斷健康／周幸來　姜子成　孫　冰　主編
――初版，――臺北市，品冠，2012〔民 101 . 07〕
面；21 公分 ――（休閒保健叢書；24）
ISBN　978－957－468－889－0（平裝；附影音光碟）

1. 中醫診斷學　2. 望診
413 . 241　　　　　　　　　　　　　　　　101008908

快速望診斷健康（附 VCD）

主　　編／周幸來　姜子成　孫　冰

責任編輯／壽亞荷

發 行 人／蔡孟甫

出 版 者／品冠文化出版社

社　　址／台北市北投區（石牌）致遠一路 2 段 12 巷 1 號

電　　話／（02）28233123・28236031・28236033

傳　　眞／（02）28272069

郵政劃撥／19346241

網　　址／www.dah-jaan.com.tw

E - mail ／ service@dah-jaan.com.tw

承 印 者／弼聖彩色印刷有限公司

裝　　訂／建鑫裝訂有限公司

排 版 者／弘益電腦排版有限公司

授 權 者／遼寧科學技術出版社

初版 1 刷／2012 年（民 101 年）7 月

定　　價／330 元

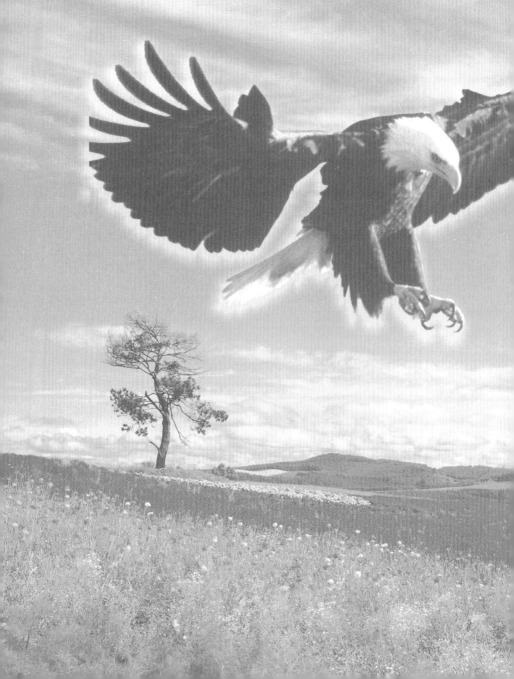

大展好書　好書大展
品嘗好書　冠群可期